AQUARIUS

AQUARIUS

AQUARIUS

AQUARIUS

後青春 Restart

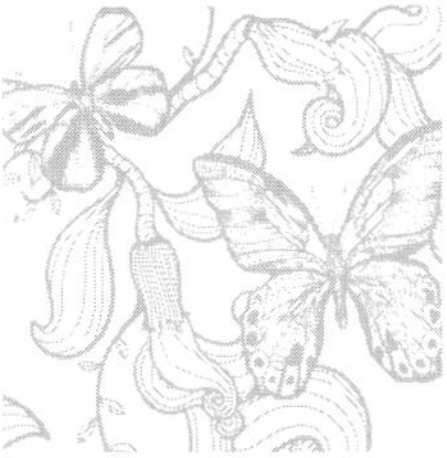

後青春，更超越青春。
從心理、健康、照護，到尊嚴的告別，
我們重新啟動一個美好的人生後半場。

因為愛，讓他好好走

一位重症醫學主任醫師的善終叮嚀

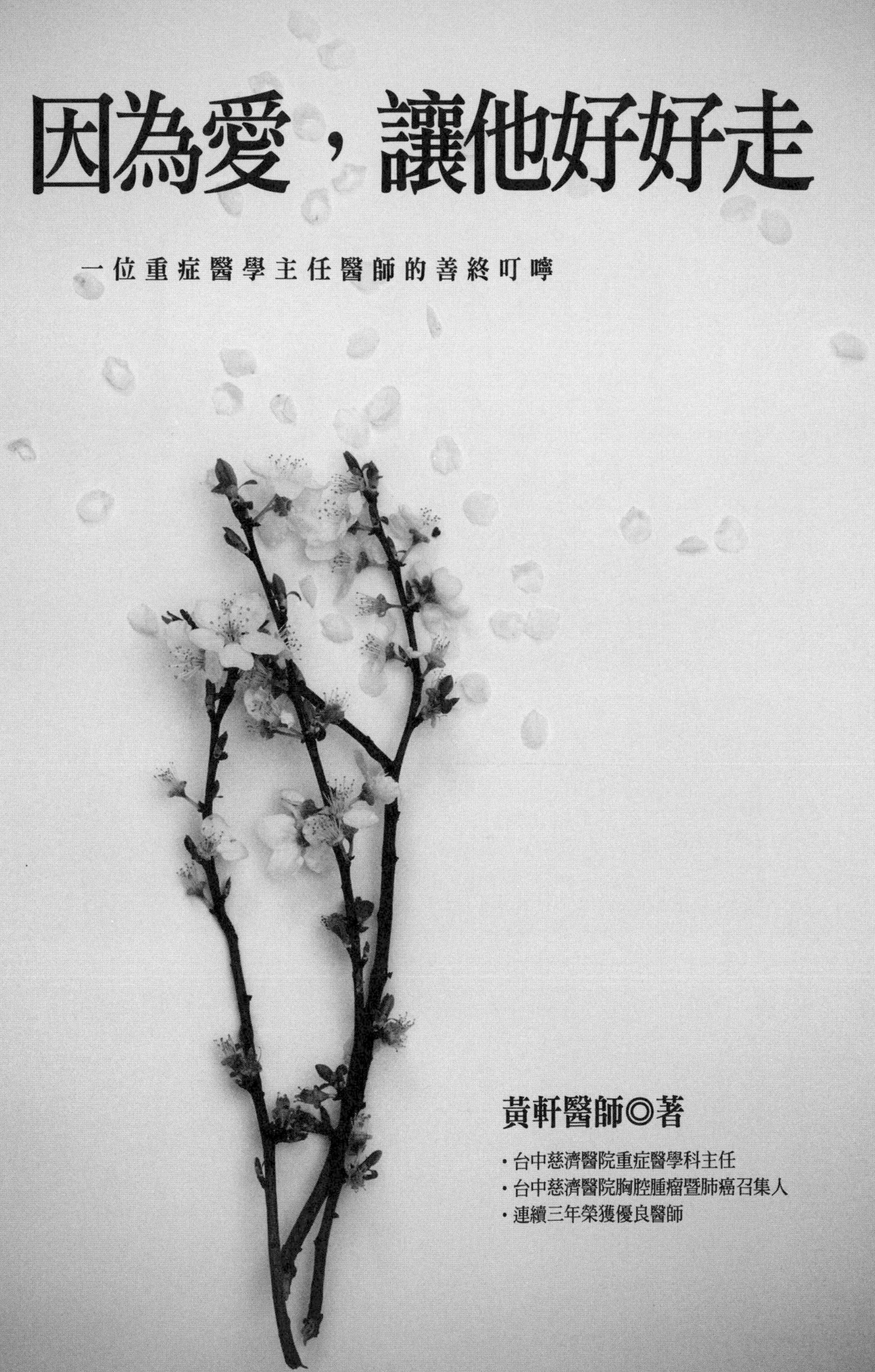

黃軒醫師◎著

‧台中慈濟醫院重症醫學科主任
‧台中慈濟醫院胸腔腫瘤暨肺癌召集人
‧連續三年榮獲優良醫師

他們都感動

（依姓名筆劃順序排列）

沈政男（老年精神科醫師）
林文元（中國醫藥大學醫學院教授）
孫越（終身義工）
張志華（台灣醫療勞動正義與病人安全促進聯盟（醫勞盟）理事長）
陳志金（奇美醫院加護病房主治醫師）
陳秀丹（陽明大學附設醫院主治醫師）
楊育正（安寧照顧基金會董事長）
詹鼎正（台大醫院竹東分院院長）
簡守信（台中慈濟醫院院長）
蘇絢慧（諮商心理師）

【自序】
給愛妻訣別的一封信

正妹，我認識妳時就如此叫妳了；因為在我眼底，那才是妳的名字！可是正妹呀，當日子一天一天減少，我抓筆寫字的時間，也一天一天變少，說話也一天一天少了。

妳昨天見我完全不說話，妳竟哭了。因為妳知道我多麼愛和妳說話，分享生活點滴，尤其那些生死與共、分離的病床邊的故事。有時說得太悲了，妳會摀住我的嘴，不願我說下去，因為妳說妳不願承擔這些生命的悲苦。

但是妳卻無私的，讓我完全去投入這些病悲病苦，急重症生命的搶救工作。記得那時醫院剛成立，人手不足，我已工作好幾天沒回家，妳是如此對我說：「你才幾天沒有回來而已，可知那些急重症病患若處理不好，他們是永遠無法回家的……」我聽了，心好疼，因為讓妳一人在家，而那幾天是寒流，特別冷。

嫁給我，其實真的讓妳辛苦了、委屈了。記得新婚時，由於之前我的假期都用在外出開會和參加考試，同仁反彈很大，因為我請太多假了，所以那年我們的蜜月假期只有三天。唉，誰叫妳見我一個月，就有勇氣嫁給我，三個月就和我結婚（這些原本是不在我當年的計劃裡），而我們竟是又等了一年後，才到馬來西亞公證結婚。

妳知道，妳如今又得再提起勇氣了嗎？嫁給這樣的急重症醫師，就已經註定了我會比妳先走的，因為我常在高壓下工作，壽命自會減少的。儘管我已說了好多遍，妳始終都不相信，但是今天我告訴妳的，妳一定要相信：「正妹，我一生都感恩妳，因為妳總是體恤，且合理化和原諒我一切不好的習氣，甚至我一直疏忽妳這一生，對我的等待和期望……

妳等待：我們要有可愛的子女，我沒有給妳。

妳等待：和我坐渡輪遊玩世界，我沒有給妳。

妳期望：我睡覺時能安靜不吵，我沒有如此。

妳期望：可以常常陪妳吃早餐，我沒有如此。

妳卻如此：天天準備好晚餐。

妳卻如此：常常打好精力湯。

妳卻如此：不埋怨電話找不到我，即使找到了，也都是不同護理人員接電話，因為我正替急重症病患急救中。

妳卻如此：半夜醒來蓋棉被、調空調，一會兒擔心我太熱、或太冷，又起來趕蚊子。

想起我這一生搶救很多急重症病患，甚至陪了很多別人的父母親離開人世，但我卻因人在海外，而無法陪我僑居地的父母最後一面，但正妹，我相信妳會是我在人世間看到的最後一個正妹，筆至此，我心底竟充滿了欣慰。臨終前，有正妹陪，哪個男人會說不幸福呢！

正妹，妳要知道有死亡不可怕，因為死神已經決定好了什麼時候帶我走。相信我，我是天天和死神在一起決定病患生死的專家。我和死神，早已經是生死至交的好朋友，只是他有時候壞脾氣發作，會在病患死前，去凌遲和延長無效的醫療，使得病患肉體殘破、痛苦萬分，而我太了解，所以已簽了「不施行心肺復甦術」，因為這是預防他壞脾氣發作最好，也是最有效的對策，所以，請我的正妹放心。

想到如今要放正妹一人在世間，我會不捨得的，但是若有人願意對我的正妹好，代我繼續照顧正妹妳一生，我是不反對的喔！畢竟妳真的是正妹嘛！

正妹，今天我依舊沒有力氣說話，寫字也中斷了好幾次，但我腦海裡，竟還記得我們常玩的遊戲。一邊在路邊走，一邊故意互相注視對方，直到我們其中一方害羞受不了時才結束，我和妳才不理路人看待我們的眼光呢！

筆至此，真的已好累了。我相信自己，會在腦海裡、在心中、在夢底，甚至在另一個世界角落，依然感性看妳、凝望著妳，因為妳，才是我的正妹。

謝謝妳，正妹，我愛妳。

Ps. 此為黃軒醫師想像自己有一天，在將離開人世前，所寫給結髮妻子的一封信。

目錄

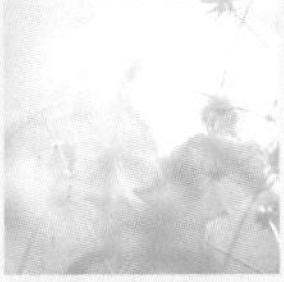

目錄

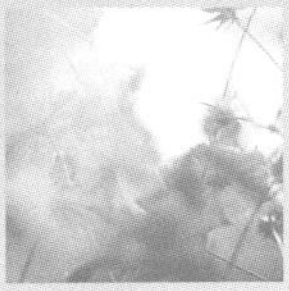

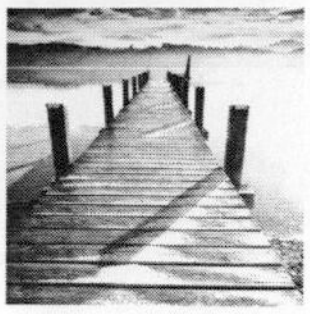

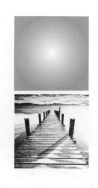

不要讓我爸爸痛苦死去

母親握住兒子的手，說：「下輩子，再來當我的兒子。好嗎？」

那天加護病房來了一名肺癌患者，同仁對我簡單報告：「男性，四十五歲，兩週前，被證實是肺癌。這次進入加護病房是因為意識不清楚、血壓下降。」

我一一仔細看他的影像。肺癌已轉移到骨頭、腦部，已經是晚期肺癌。針對肺癌末期，我總是想聽聽病患本人和家人的想法與意見，只可惜病患本身已昏迷，只好找他的妻子或子女。

妻子來了，子女也來了，但我知道我的考驗才正開始。兩名子女都未滿十八歲，一個十二歲，一個十五歲，妻子總成年吧？沒錯，妻子是成年，但妻子一直重複說「他好……他好了嗎？……那他可以，可以出院了……？」無論我們談什麼，她都一直在主題外。

我和社工人員互看一下。我們的專業告訴我們這妻子有問題。護理師靈機一動，問妻子：「妳有重大疾病卡嗎？」

只見妻子拿出那張卡。我們終於了解她患有智能障礙，是不太能了解我們說什麼的。平常在家裡，誰決定大小事，很顯然是這名病患。

努力奔波，尋找病患的家人

「這如何是好？」我向社工師問：「可以找其他家人來嗎？」社工師回：「我們努力去找……」

下午接到加護病房來電，說那名肺癌患者的家人在加護病房門口大吼大叫。

我人到現場，那個先生已被警衛制伏，但依舊大吼大叫：「我要看我大哥！我要看我大哥！」

現在不是加護病房的探病時間，所以護理人員不允許他進去，他就出手猛打對講機，用腳踹加護病房，門都已被踹開了。

他們通知警衛、保全，是因為擔心他會對醫護人員、病人或加護病房裡許多的精密儀器造成破壞，然而這個先生不理解眾人好言相勸，不斷咆哮，且動手動腳。

我聞到他酒氣沖天，我知道是喝酒來鬧的一個家人，只見他又和警衛扭打成一片，我只好通知護理長，請警察來幫忙處理，因為我知道這種暴力衝突是我們加護病房無法處理的。

警察把這名暴徒銬上手銬，並帶離現場，暫時結束一場鬧局。我陪護理長去警局做筆錄，才知道他真的是那名肺癌病患的弟弟，不過他已經被趕出家門快三年。警察小隊長告訴我這個人酗酒、吸毒，還有暴力、強盜前科等。

不忍病患被殘酷的急救

回到加護病房時，我再次看到那位肺癌病患，血壓依舊在下降，心跳加速，胃也開始出血，而胃裡頭的血正由鼻胃管引流出來，這是病患往不好的方向走的一個跡象。

護理師說：「這樣下去，他會面臨殘酷的急救措施一遍又一遍，可是他又癌症末期，值得嗎？」

另一個護理師說：「唉，誰來替這個病患簽DNR？他的太太是法定代理人，但智能障礙，不知道我們說什麼。弟弟又是吸毒，又是喝酒，醉茫茫又暴力，等他毒癮過和酒醒後，大概這個病患也沒有救了。主任，怎麼辦？」

我也正猶豫，是呀，他真的很可憐，在生命的最後，怎麼會沒有人能協助他做決定呢？

我走到外面，再次跟他太太表達，她先生的情況不樂觀，但她依然不知道我們在說什麼。

我轉頭，看著那兩名子女。他們的眼睛紅腫，已經不知道哭了多少回了，但眼眶裡的淚水依舊一直流下。

一對子女的含淚懇求

其實，他的一對子女似乎已經知道爸爸的情況不好，只是媽媽還在狀況外，媽媽還叫一對子女向我跪下，說：「求大家平安度過……」

乖巧的兩個子女也很聽話，他們跪下，對我說：「醫生，拜託，不要給爸爸痛苦而死……」他們隨即被我拉起來。我心中可真的不忍這兩個孩子淚流滿面，只是他們未成年，無法搶救爸爸免於受盡醫療折磨，可真是無奈呀！

社工人員在一旁告知我：「他們家裡的老父親早已過世，只有老母親在家。」我的護理師聽了很高興，馬上說：「那就趕快打電話叫他母親來呀！」

社工人員面有難色。我問：「怎麼了？」社工師回應：「我們只知道他老母親住在鄉下的山上，往返一趟要兩小時，來回四小時，還有……」

社工師的臉色陷入無奈：「住在山上的老母親，家裡沒有電話，又不良於行，也不會坐車。」

唉呀，聽到這樣說……我陷入思考，但馬上眼睛一亮，我說：「剛剛那名警察有留下電話嗎？可以請他幫忙啊！」

護理長說：「我了解。我們剛去警局和他們有聯繫。」

不久，傳回來的消息是，剛好因為病患弟弟的行為，警察也要找老母親，所以警察很快答應，要幫我們把老媽媽帶來醫院。

時間的等待使人焦慮。我一邊處理他的病情，一邊評估是否要插管、急救。**我握住病患的手，對他說：「加油，再撐一下，你媽媽在路上了……」**

「醫生，我兒子沒救了嗎？」

病患還持續胃出血，四肢也愈來愈冰冷。隨著血壓一直往下掉，升壓劑還在往上調升中……

「主任，你什麼時候要替他插管？」

「主任，心跳有點慢了。」

「主任，尿液變少了。」

……這些警示，護理師一直往我懷裡丟。我一一處理，也承擔一切風險，**只因為我仍然記得那孩子所說的：「不要給我爸爸痛苦死去。」**

其實將心比心，有誰願意自己的爸爸痛苦而死呢？我一直在等待，不知天色已晚，但那嗚笛聲在夜晚更響亮、更刺耳。沒錯，是警察小隊長，他帶著老母親來了。

可憐的母親，這一趟出來，就是處理兩個兒子的事。一個在派出所，一個在醫院。她蹣跚地走進來，滿臉疲憊，我才知道她先去派出所，處理弟弟的事，之後，又被送來這裡。

老母親一看到我，就問：「醫生，我兒子沒救了嗎？」

我看著那螢幕上逐漸往下滑的心跳、血壓，不禁點頭。

我看看病患，他的嘴唇已經開始發黑。

老母親泣喊：「兒呀，醒醒，快點醒過來啊！媽媽來看你，怎麼不睜開眼看我？我養你們兩個長大，一個進了派出所，一個在醫院，我怎麼辦？怎麼辦？……嗚嗚……」

這是可以預期的，母親見到兒子的最後一面傷心、痛哭不停，可是，現實是很殘酷的。我們不允許等太久，因為生命跡象變不好了。我隨即開始解釋病情。

老母親說：「兒子呀，你說有一天，我先離開你，不會讓我痛苦。可是你怎麼可以先走……」

老母親在床邊抱著兒子，雖然只是微聲泣喊，但那一直抖動的雙手抱住兒子，讓監視器螢幕上的心跳增加許多雜訊，警示燈一直猛響個不停，似乎把老母親的悲泣細聲擴大，震動了每個在場的人。

在床邊，每個人都只能安靜，還能做什麼呢？畢竟那是白髮人送黑髮人的悲憂啊！

無奈身為重症醫師，歷經一千多人在眼前重病、死亡，所以我知曉這樣的悲傷場面，我必須冷靜。

在哀淒中，我扶起老母親，跟她說：「我們也許可以想辦法協助兒子，不要讓他痛苦而死。好嗎？」

以圖卡介紹DNR

老母親點頭，因為她不識字，我和安寧療護師就一一用圖卡介紹DNR，再協助老母親簽署。

只見老母親一邊點頭，一邊頻頻拭淚，她聽完我們說的話後，走回床邊，握住兒子的手，說：「下輩子回來，再當我的兒子。好嗎？好嗎？」

唉，聽得好心酸。一對母子如此生離死別，就在我們眼前，誰不感傷呢？

我背後傳出護理師們一一的飲泣聲，連跟隨而來的警察小隊長也流淚了。因為這是母子分離時刻，宛如當初胎兒脫離母親生產的疼痛。老母親雖然如刀割般心痛，但又要捨得放下，真是辛苦她老人家了，七十歲了，還得處理這些生離病死。

老母親用她還在顫抖的手，簽了同意書。

老母親的眼淚卻有一滴，滴落在同意書上，不偏不倚，就落在病患的姓名上，病患的名字都暈糊掉了。

事後，一群護理師告訴我，那是病患不願意讓母親看清楚自己的簽名，再度過分悲傷，而我卻認為那是母親的感傷，融化在兒子的名字上。

不管哪一種，那時候，大家當下的心，肯定都是悲傷的。

護理師拿了椅子，讓老母親坐下來，讓她好好陪伴兒子……

警察的一堂震撼課

我送警察小隊長到一樓，感謝他的協助。當他要上警車前，忽然轉身對我說：「黃醫師，今天對我而言，真是一堂震撼教育啊！」

「怎麼說呢？」

「我看到的是醫療人員搶救生命，用盡一切方法，不會因為被暴徒襲擊而氣餒，也不會因為聯絡不到人而放棄。這種全團隊的投入精神，值得我們學習和敬佩。」

我說：「生命很脆弱，也很令人不捨。到我這裡來的，每一個都是重病，若我們不去積極搶救，他們很快就會失去生命。時間對我們來說，比任何人都珍貴，也更珍惜，所以我才很謝謝隊長親自送他母親來。」

小隊長的臉上忽然一陣嚴肅，好像有所悟。他問我：「讓生命善終也是一種積極搶救生命的行為？」

我點頭：「我們不只尊重生命，我們更謙卑面對生命。和死神交手，我們不是一直硬來硬往地去執行。**若生命已經到盡頭了，我們學會謙卑、尊重生命，所以善終也是一種積極搶救生命的行為**。

「因為，保護末期病患，不讓他們在死前仍受電擊、胸部強制壓迫和插管，因而受盡摧殘，但若生命未到盡頭，仍有機會救回，我們可是不輕易放棄任何的生命與希望。

「一般人以為病患病重，就一定是末期，就無法救回，但這其實是不一定的。我們受過訓練，又天天處理重症病患，所以很多重病患者，在積極搶救下，仍是可以救回來的。

「不過，今天這名肺癌病患，我和腫瘤醫師討論並確認過，他是末期病患，另外我是專門治療肺癌的醫師，很清楚他末期生命的嚴重性和不可逆，所以，我才會打電話，請你們幫忙，找到他的老母親，並且帶老母親來這裡，而我也願意在下班後，待在加護病房等你們來。」

「黃醫師，若他的母親來不及趕來呢？」

「唉……」我長嘆了一聲，說：「那麼，只好學你們警察機關常說的依法辦理。太太智力不足，子女未成年，弟弟暴力又酒醉，還沒醒，病患也未簽放棄急救，那麼，很不幸的，我們仍舊會進行所有的急救措施。

「但是，因為今天我們不願放棄，所以才請你們幫忙，剛好老母親家裡沒電話，也剛好今天到警察局認識了你。隊長，你不也是用心替我們找到老母親，所以才來得及阻止一場我不願意做的急救？實在很謝謝你。」

「原來我們警察可以協助一般民眾得到善終，今天我才知道，我好感動。我回去一定分享給同事。」

一輛車經過，車燈的光線剛好直射小隊長的臉。剎那間，我看見小隊長的眼眶泛紅，不知是因為我說的話，還是對於那位老母親的感傷仍存在。

望著他和警車鳴笛揚長而去，我相信，當他帶著正確的善終觀念離去，也會讓更多人有機會知道善終的可貴。

我們永遠的功課

回到加護病房，老母親的淚依然在流，而螢幕上兒子的心跳已呈現一條直線。她身邊有名志工陪伴著。

大家忙了一整天，都累了吧？而老母親呢？她接下來好幾天，一個人得面對後續處理會更累，還好有社工師、安寧管理師、志工們的安排，包括今晚去哪裡盥洗休息及用餐、誰來輪流陪伴老母親，甚至之後的葬禮事宜，都已和老母親溝通，也會給予協助。

善終不是只在加護病房簽完DNR就算完成，也不是把大體移出加護病房就是完成。**完整的善終，應該包括病患生前的陪伴，以及病患過世後對家人的關懷**，因為在喪親期間，人是最脆弱的，其實很需要旁人的關切和協助，但往往又不知如何開口，而陪伴、撫慰遺族之心，才是最完整的善終。

若病患得知自己有了善終，家人也被細心照料及妥善安排，我想心裡也會感動萬分吧。

人的情感，最珍貴的就是那份用心的感動，即使是這些病患和我毫無血緣關係，我仍不放棄讓他們善終，哪怕只有一絲絲的希望。

無論旁人懂或不懂，重症醫學工作者，就是在生死邊緣默默努力的耕耘者，**我們必須懂得在搶救重病病患時的收與放，也必須懂得謙恭面對死亡**，這是我們永遠的功課。

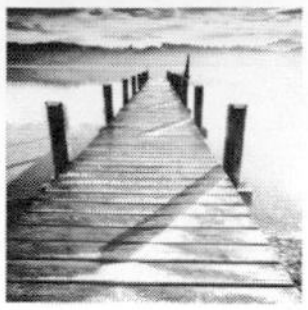

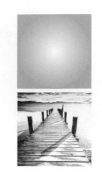

急救的雙手，還在疼痛

忽然，一個很尖銳的哭聲響起，說：「不要救、你們不要再救他了……拜託……嗚嗚……」

台灣的冬天，不一定天天都很冷，但是只要有寒流從北方南下，尤其通常都在聖誕節前後，那時，可能連說話時，都可以看到自己的嘴在吐「煙霧」。

記得那一天，我在大夜班守急診的重病區。冷到要用圍巾繞脖子，冷到即使戴了手套，指尖仍感到陣陣寒意。

護士說：「又寒、又冷，又下大雨。黃醫師，我們大夜可以提早打烊了，因為不會有人敢半夜出來看診的。」

我說：「大好大壞呀！」

護士看著我，我解釋：「大好就如妳所說，沒人會來急診；大壞是那種已經很嚴重的病人啊！」

我的話還沒說完，隱約，就聽到一陣救護車的警示聲。

我看了一旁的護士說：「希望只是經過的救護車而已。」

但那聲音，是往醫院靠近，而且愈來愈大聲了。由於當晚我負責重病急救區，到目前為止，急救室的門都還沒打開過。

我也不希望打開，因為只要一打開，來者個個都是奄奄一息。

最心痛的急救

可惜我的希望從這一刻被迫幻滅了。

救護車的警示燈停了，隨即而來的是嘈雜、紛亂的聲音，一直喊著：「CPR、

CPR……」

當門一打開，果然看見一群人，而且是一群急診護理師們，也不管推床還在晃動，大家就齊心輪流跳到床上急救，每個人的臉色是如此驚慌，甚至已有人在流淚，一直喊：「林醫師！林醫師！」

我看呆了兩秒，就回神到自己的急重症專業，因為躺在床上的病患，不是別人，是我自己的學長。

在一小時前，他還在急診室，跟我交班說話；而一小時後，他躺平，成為昏迷、不說話的病人。

原本冰冷的急救室，突然間熱度往上升。我感覺到全身開始冒汗。

這是很殘酷的戰鬥。一邊壓胸，那血就從鼻腔、嘴巴、耳孔噴出。血腥之味，即使戴上口罩，也聞得到。

我的護目鏡、手套、隔離衣褲，一開始就沾滿了血。

我急救的指令呢？其實，當下也不用說出太多指令，大家都已經同心協力，一起在急救了，因為所有的急診醫護人員都知道，只要多一分鐘延誤，我們就可能會失去一位優秀的急重症人才。

快把林醫師搶救回來

耳邊除了急救的嘈雜聲，同時也聽到護士一邊寫，一邊跟大家報告病情：「林先生，男性，三十歲，無過去病史。剛才在等紅燈時，被一輛車子從後直接撞擊，人飛了起來，再重跌到地面。到院時已昏迷，無生命徵象……」

與其說是報告，其實應該說是哭訴。

忽然有資深護理師說：「不准哭，快把林醫師搶救回來……」

我插好管子，抬頭一看，怎麼每個人都在流淚。

但此情此景，怎麼能不讓人掉淚呢？因為反覆胸壓急救、電擊下的那名病人，是大家一起工作、再熟悉不過的同事啊。想一想，大約在三、四小時前，他也才在急救室，搶救其他病患。

而我呢？我不允許自己有太多情感流露，所以我不會流淚，但說真的，當下有點悲憤：「遵守交通規則的人，怎麼會被不遵守交通規則的人撞死呢？」

突然，我看到他的監視器正在恢復心跳，哇……大家也發現了。頓時好安靜，大家都在聽那心跳的聲音。

身為急重症的醫護人員，我們在急救時，這聲音最能鼓舞人了，那也是全世界最美妙的聲音了。

我馬上回神，下指令量血壓。

當血壓開始出現數據（之前由於無生命徵象，儀器顯示不出有心跳或血壓數字），有如在大家身上同時打入強心劑。

接下來，我趕緊為他在右側胸口，插了根胸管，引流出大量的鮮血和氣泡。在大量輸血下，同時也聯絡開刀房，做緊急胸腔手術的止血。

妻子的不忍與哭泣

但當我要把林醫師親自送進開刀房時，在電梯裡，沒想到，林醫師的心跳竟又停止。

護士早已尖叫，馬上跳上床，胸壓急救。

所有的急救步驟，再次啟動。

只是地點不一樣，剛才是在急救室，現在，就直接在走廊上。其實，就只差幾步，就可以到開刀房了。

「怎麼就差那幾步？怎麼就差那幾步？」我心裡一直在尖叫。

可是我急救的雙手沒有停止，依然在他胸前壓迫急救。

一般人往往不知道醫療是有極限的。
以為只要同意所有治療，病人就可以活下去。

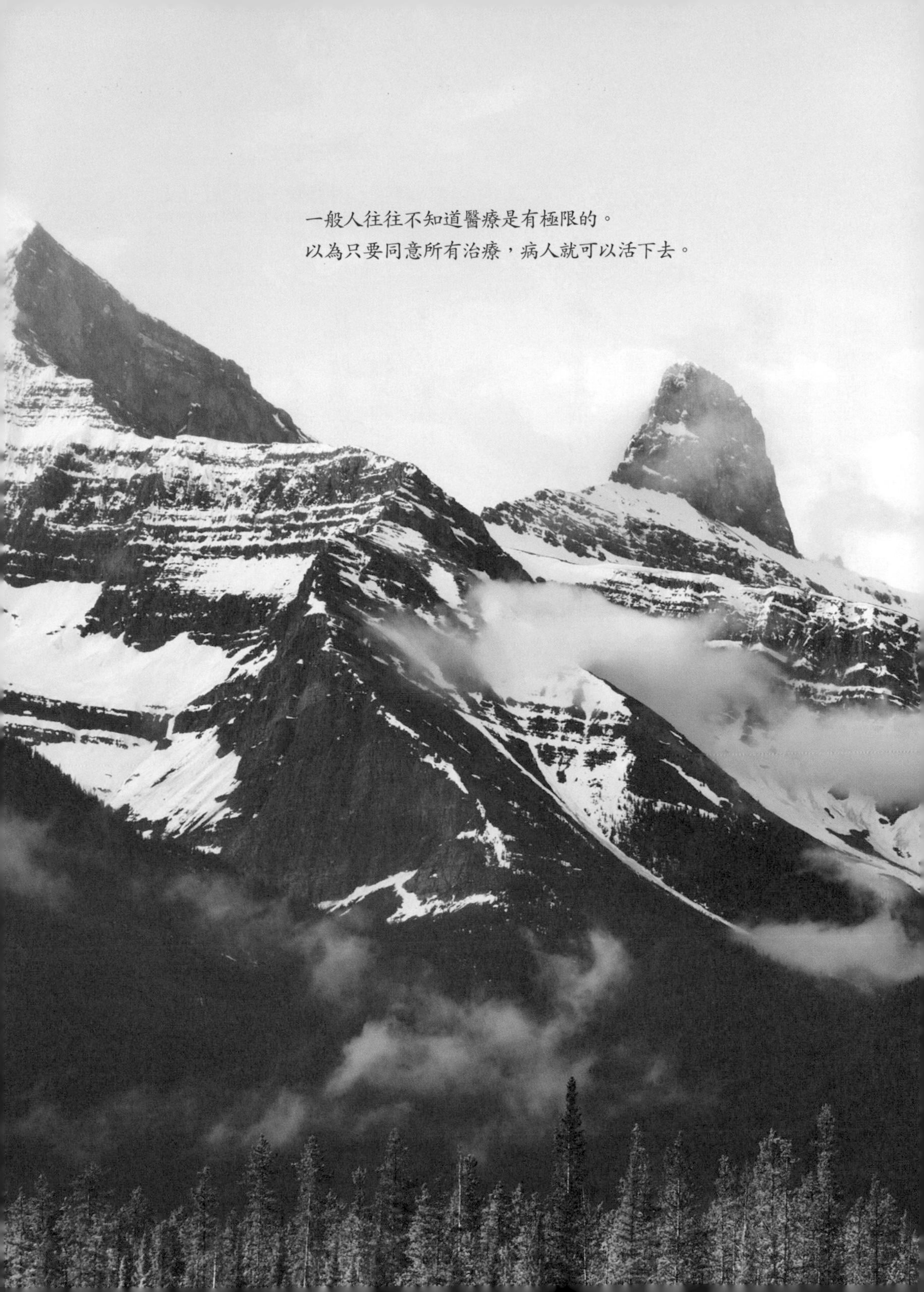

忽然之間，一個很尖銳的叫聲在我耳邊響起，說：「不要救、你們不要再救他了……拜託……嗚嗚……」

我們大家往聲音的方向看去，原來是林醫師的太太。

她本身是護理師。由於她也穿著白色制服，大家正專注在急救上，所以不知道什麼時候，她已出現在現場。

只見她在床邊跪下，哭泣著說：「他有交待，有一天，若是救不回來，或救回來也是躺在床上不能上班，就不要再急救、不要再急救了！」

多年前的「放手」畫面

護理師在旁看著監視器螢幕，說：「心跳四十、血壓量不到……」

我知道她正在等下一個指令，但我眼前竟出現林醫師以前和我說話的畫面。

有一次，我無法救回手上的病人，他過來拍我肩膀，說：「學弟，**醫師要放手，家人要放下，病人才能放心走**。這人生，若能及時放下一切，都是好人生。」

想起這段往事，我紅了眼眶。

只見林醫師的太太回頭以哀泣的眼神看著我。

我想我知道了，我知道林醫師要什麼了。

他要我放手，只有我放手，他才能放心走。可是我們的責任是搶救生命，而且要我們放棄林醫師，我們真的好不捨、好不捨，那是一個多麼年輕的生命啊！

但心想，若希望林醫師能善終，我就得忍痛把急救的雙手鬆開。

我第一次了解到，**要醫師放手，不去急救，比用盡力氣，去搶救，更難**。

我忍著悲痛，走過去扶起林太太。對她說：「來，我們陪著林醫師，回急診室。」

我示意護理師把急救的監視螢幕關上。

一路上，我們沒有人出聲，只有寒冷的風跟隨，冷冰冰地把我們吹回急診室。

我們關上了門，替林醫師清洗乾淨身體上所有的血跡，直到林醫師蒼白的臉出現。

我們知道真的失去了一位急重症的專科醫師，而我也學到了，以前急重症教科書上沒有寫的：**適時放開急救的雙手，善待生命的脆弱**。

在無常中，學習善待生命

只是一位急重症專科醫師培養真的不易，這要經歷多少艱苦的訓練，才能培養出一位如此專業的醫師。

可惜無常是無情的，可以在瞬間摧毀一條年輕的生命；死神是無理的，可以迅速奪走我昔日並肩作戰的同袍，而我又很矛盾地**必須向這些無理、無情、無常，學習如何溫柔的善待生命**。這真是一生要修的課題。

那天，演講後和兩個資深護理人員談起林醫師。彷彿大家都還記得當時心中的悲痛，每個人眼眶都紅了，也包括我，但護理師卻說：「你那時的表現好冷靜，怎麼現在和我們一樣這麼感傷呢？」

我只是苦笑著，另一個護理師說：「在台灣醫療糾紛太多了，好多急重症專科都轉行了。如果林醫師還在，他還會走這科嗎？」

我心想：「是呀！上個月又有兩名急診醫師因懼怕病人的暴力相向和醫療糾紛，改走其他科了。」

但我回應：「會的。林醫師若在，他一定會回到我們的崗位來。」

這兩個資深護理師以狐疑的眼神看我，我忍不住回應：「憑直覺呀！」

我只是沒告訴她們，有一天，我夢到林醫師，當時，我問他去哪裡。他竟回答：「去急診室上班呀！」

我只對兩個資深護理師輕輕說：「讓我們也持續走下去，好嗎？」

她們毫不猶豫、不約而同的點頭。

我知道在這急重症的路上，要有大家熱血的陪伴，我才不會感到寂寞。即使年輕的林醫師，到現在都還沒回來上班，而我急救的雙手，也還在疼痛呢！

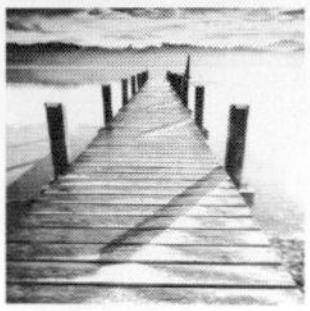

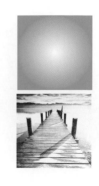

我始終沒騙妳

我說：「給我妳家人的電話，妳的父母一定也在想妳了。不是嗎？」
她流淚的點頭，哭個不停。

人在生病時，會一直撒謊嗎？還是「人之將死，其言也善」呢？

今天來了一名女性，三十歲。她從急診室收入院給我，因為反覆發燒、呼吸困難和咳嗽。

我今早看她，她知道我是主治醫師，很高興地說：「醫師，你好年輕。」我苦笑，但很快地，我被她身旁一堆用完的衛生紙吸引住了。

在透明的塑膠袋子裡，裝了滿滿用過的衛生紙，而她入院還不到四個小時。

「妳為什麼用那麼多衛生紙？」

她說：「流汗，流太多汗。尤其晚上會流很多汗。昨晚一直待在急診室，流汗到半夜。進病房後，仍一直流汗。」

我心想不對呀，現在已是深秋，氣溫不高，很涼爽，本來就不容易流汗，她卻流到需要一直用衛生紙擦汗，尤其是在夜晚。怎麼會這樣呢？

我還是問：「妳身體其他地方，還有沒有什麼異常？」

只見她把頸部頭髮撥開後，露出左邊頸部，說：「我這裡有小腫塊，但，就是不痛。」

她邊說話，邊抓癢。

她看到我注意起她的動作，連忙說：「對不起，最近覺得全身都在發癢。」

我替她觸診完後，心中有點譜。

我說：「我會在這腫塊上抽幾針，拿一些檢體去化驗。」

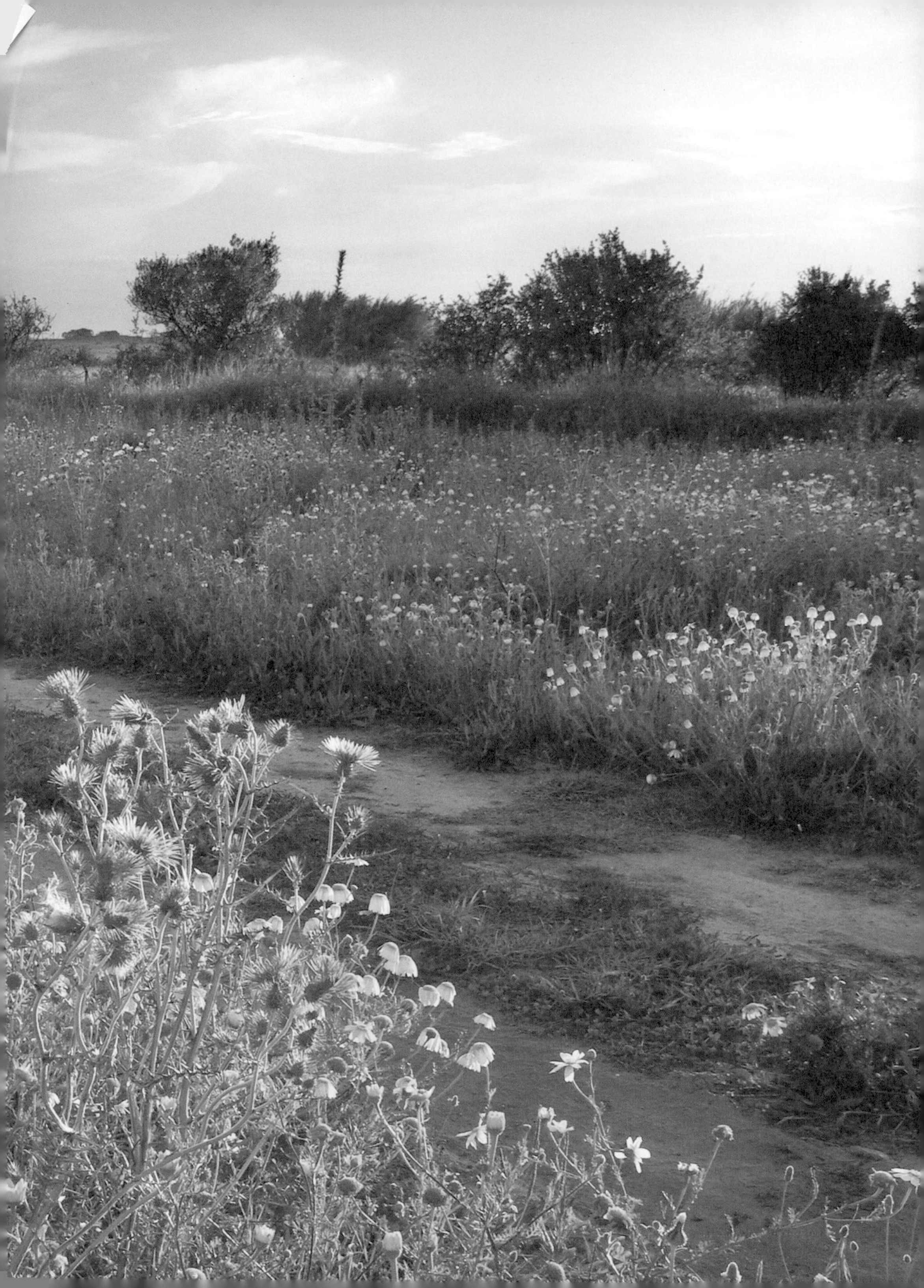

有時候，難以放手或不願放下，
讓病人離開的反而是家人。

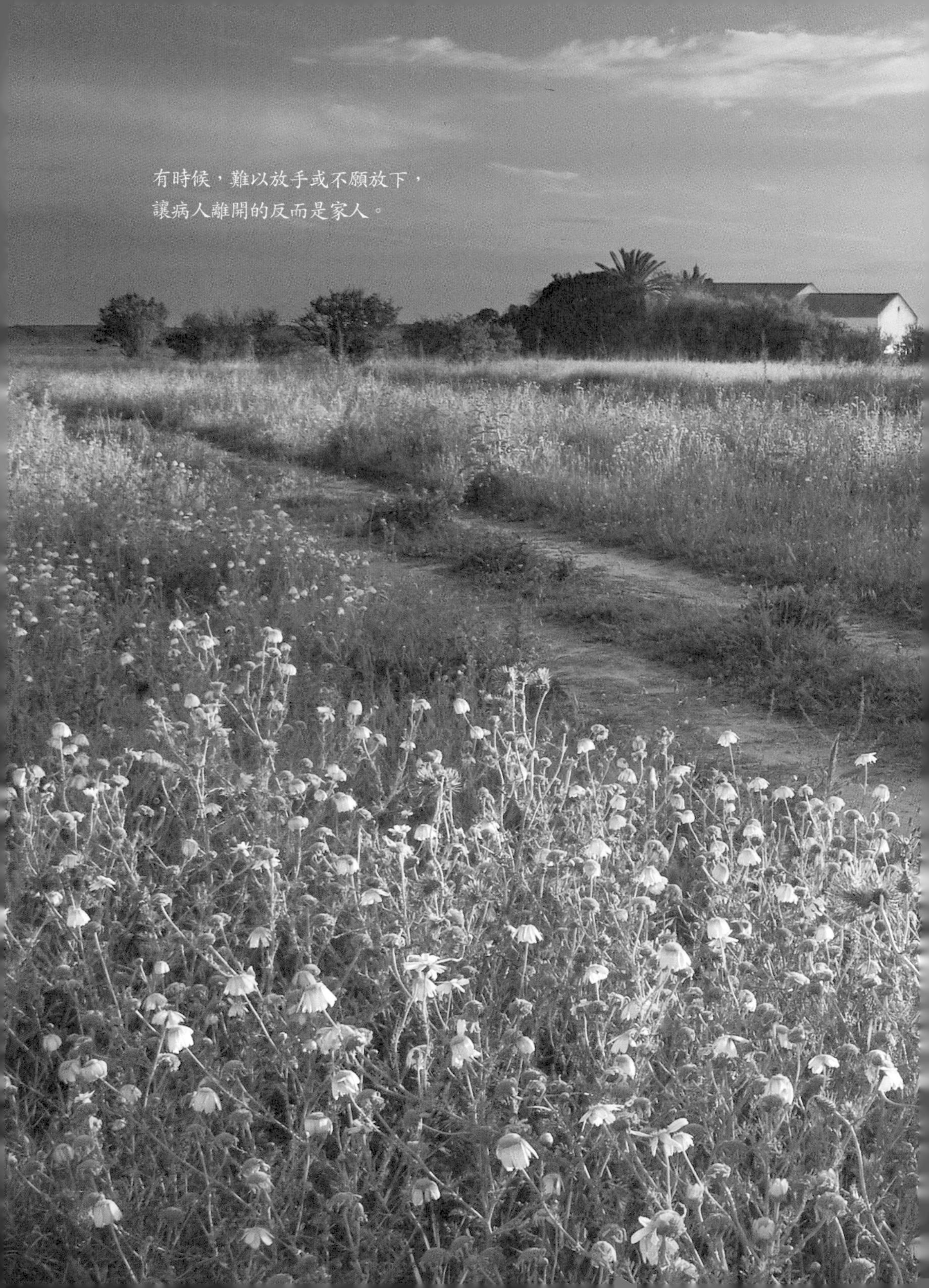

半夜外出的病患

隔天一大早，我被護理長叫住了，對我說：「你知道那名患者，一整個晚上都不在病房嗎？」

「住院，但卻不在病房？那住哪兒呀？」

「是呀，我們護理師說她在大夜跑出去。」

「大夜？妳是說半夜？一個女生半夜跑出去？」

我到了她床邊，微笑對她說：「昨晚還好嗎？」

她瞇著眼說：「還好，只是……」

「只是怎樣？」

「只是晚上一直在盜汗……」

「已經深秋了。妳一個人晚上還跑出去，不怕著涼？」

她眼神轉移了一下，說：「我在這病房好熱，容易流汗，睡不著，所以出去透透氣。」

我苦笑，搖搖頭，因為我從她的眼神得知，她可能在說謊。

她看了我幾秒，才低頭說：「不瞞你，我其實是去找我男朋友，他才從大陸回來。」

其實我只是要告訴她：「明天檢驗報告會出來，妳可以請家人一起來聽。」她笑笑，點點頭。

隔天，真的來了一名男士，大約一百七十五公分，英俊挺拔。他說自己姓陳，剛從大陸廣東回來，想了解病情。

「林小姐這次因為反覆發燒、呼吸困難和咳嗽，尤其是在晚上盜汗，經我們抽取頸部淋巴結化驗，已證實是淋巴癌。」

只見林小姐紅著眼眶問：「你不是說肺部沒問題嗎？」

「肺是沒問題的，但腫瘤淋巴結已壓迫到氣管，所以，妳才會覺得呼吸困難和咳嗽，而發燒、夜間盜汗、皮膚搔癢、體重減輕，也是淋巴癌所造成。」

她的男友表情冰冷的看著我（他從頭到尾都沒表情，即使一個初見面的點頭微笑也沒看到）問：「目前是第幾期？」

我回答：「目前評估是第四期，也是最後一期。」

林小姐流著淚問：「那不是沒救了？」

我回答：「不見得。第四期不意味是末期、沒救了，只是需要和醫師合作討論治療的方法。目前有許多淋巴癌患者適用標靶藥物治療，近六成的患者都可以存活超過五年，甚至還有治癒的機會。」

那名陳先生要提早結束我們的討論了。

他說：「好的，我們清楚了，謝謝醫師。我有要事，要先走了。」

我心想，這麼重大的事，竟然說不到五分鐘就結束了。

我和護理師都傻眼了，林小姐卻沒像我們一樣呆住。她收起眼淚，說：「我可以辦理出院嗎？我需要沉澱一下。」

我疑惑地看著她，她似乎知道我不會讓她出院，於是對我說：「我保證一定會回來。」

我只好點頭，讓她出院了。

護理師的疑惑

一星期後的一早，接到辦公室電話，要我即刻到辦公室。

一到辦公室，見到兩名警官拿出兩張照片，問我：「我們有一男一女的照片，需要你協助。你認得他們嗎？」

我一眼就認出來是陳先生和林小姐。

我說：「他們怎麼了？」

「我們懷疑他們兩個人是國際詐騙集團成員。他們上週潛回台灣，我們昨天去找他們，但他們三天前已離境。我們的證據顯示，那女士來這裡住院過。我們過來，是想了解整個經過。」

我協助警察了解林小姐的住院過程。這過程，我因此也知道了一些事，原來林小姐都利用晚上出去打電話詐騙別人。

陳先生無論是不是她男友，其實都是一名「車手」，也就是專向被騙的人領錢，或盜領他人存款的詐騙集團成員。

甚至警察還告訴我，有被騙的家人因為他們而自責到想自殺。

之後，我和護理師說起這件事。她問我：「病人若回來，你會想治療她嗎？」

我毫無遲疑的馬上點頭。

她回我：「這種人，值得救嗎？她會危害別人。」

我說：「**醫護人員不管病患是好人，還是壞人，都必須搶救生命，這是我們的使命**。至於好壞，交由法律判定。」

監獄裡的碰面

兩年後，有一天，我接到監獄的緊急電話，要我去處理一名重症病患。

原來林小姐在監獄中出現呼吸困難，需要我去鑑定她是否需要保外就醫。

到了那裡，再次看到林小姐，她已經變得和半年前的她大大不同。

原來的她，愛笑、長髮飄逸、身材修長，現在的她愁眉苦臉、短髮紊亂、全身浮腫。

她一見到我，就喘吁吁的說：「對不起，我一直沒說實話，就跑去大陸。我回來，是希望把病治好。」

我看她原本的淋巴癌，如今已病發，且不可收拾。

不但肺部感染和水腫，臉色蒼白，嘴唇及四肢的指尖發黑、發紫，全身冒冷汗，且沒力的喘不停，於是，我急簽下：「此病患已呼吸衰竭，正危急生命。請允准即刻保外就醫，搶救其生命。」

同理病患的懼怕

很快的，她被送到急診室。

當她再次看到我，她以惶恐的眼神注視我，問：「黃醫師，我會死嗎？」

我凝視著她，那空泛的瞳孔圍著淚水在打轉。

我說：「妳會怕死嗎？」

她點頭。

我心裡想，我沒有不相信的病人。我知道她真的很怕死，因為沒有人是不怕死的。

我點頭，對她說：「我也怕死。」

她睜大眼睛，看著我。

我知道她一定很驚訝，因為我是醫師，怎麼會怕死呢？

我說：「只要是在沒有準備好的死亡情況下，我也是怕死的。」

「連死亡都得準備好，才會不怕死？黃醫師，你在騙我。」

「怎麼覺得我是騙妳呢？」

「一般人怕死都來不及了，怎麼還叫我準備好去死？黃醫師，你太幽默了。」

接著，她咳嗽了好幾聲，在她咳嗽停止時，她專注的看著我的一舉一動。

忽然像是驚醒，她低頭問：「我……活不久了？」

雖然她人來到急診室，但血壓始終沒有恢復正常，心跳又亂跳。

我真的不知該如何對她說，她正處於休克當中。

所有的數據都顯示，她正往壞方向發展，但她又似乎不知道自己現在的身體狀

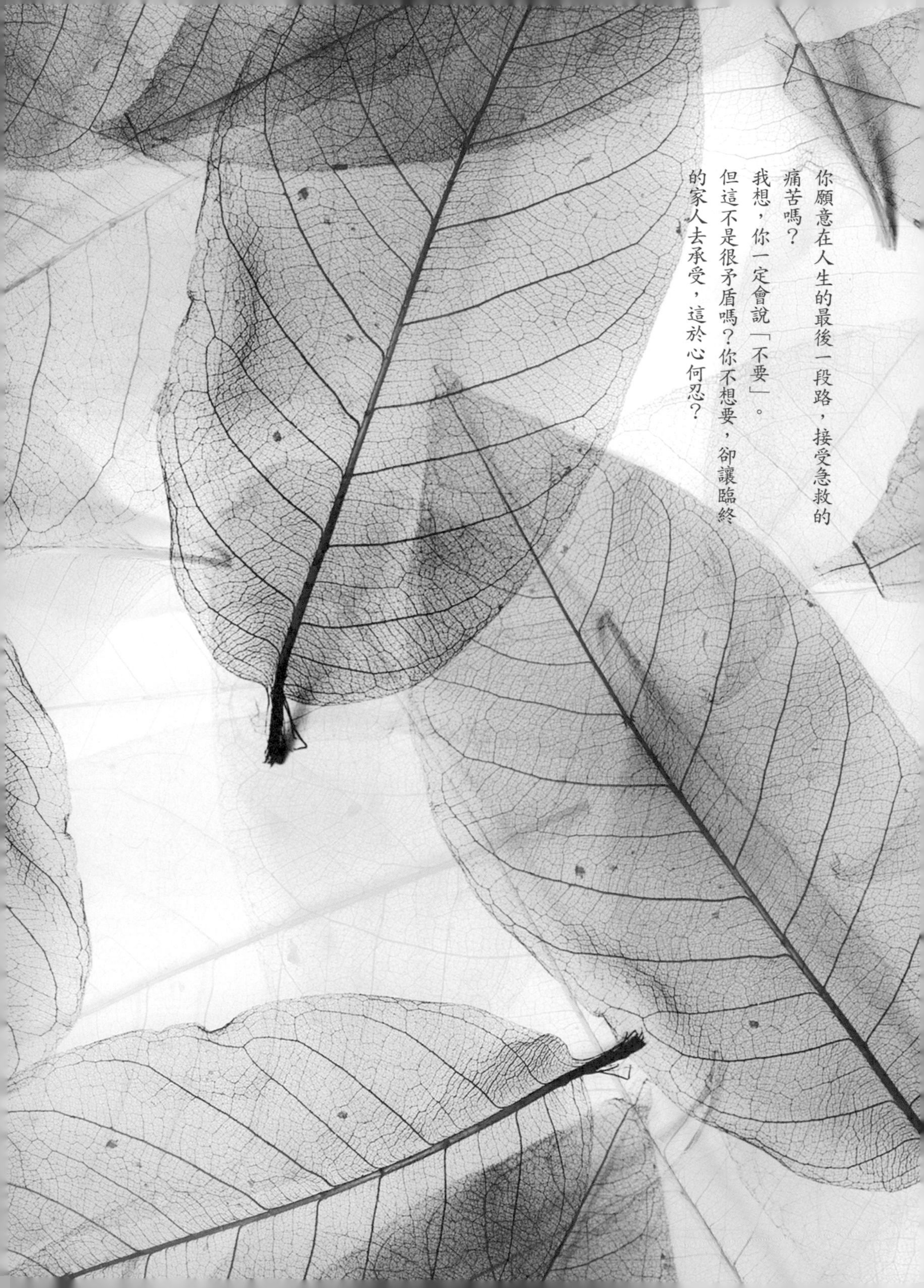

你願意在人生的最後一段路，接受急救的痛苦嗎？

我想，你一定會說「不要」。

但這不是很矛盾嗎？你不想要，卻讓臨終的家人去承受，這於心何忍？

況有多糟。

我只好對她點頭。

其實，她共有三個器官正在衰竭中。

她開始發抖了，不只是雙手、雙腳，甚至是全身。

她說：「好冷……好冷……黃醫師，我好冷，好冷、快救我、快救我……」

我只能以沉穩的語氣告訴她：「我會處理的，妳放心。」

死亡，是可以準備的

當一個人面對死亡，卻未準備好時，只能任憑生命急速消失，誰會不害怕呢？

當晚，我把她送入加護病房，但不久，我的護理師就氣憤地跑來跟我說：「她真的是一個騙子！」

護理師持續說：「由於病危，我依照聯繫方式，要聯絡她的家人過來，哪知她之前提供的家裡電話都是假的。」

我輕拍護理師的肩膀，說：「來，請社工協助一下。我們先來搶救她的生命。」

我的護理師問：「你還相信她嗎？」

我疑惑地看了一下護理師。

護理師說：「我是指林小姐說的話呀！」

「喔，我相信『人之將死，其言也善』。」

只見護理師搖頭，大嘆一口氣說：「也許太可惜了吧！」

我問：「可惜？可惜什麼？」

「可惜她不懂珍惜，沒有提早治療。可惜她沒機會，和那麼好的醫師一起度過她生命中的難關。」

我感嘆：「人生有太多可惜，不過，每分每秒在不知不覺間又過去了，與其在這裡『可惜』，不如讓我們實際去搶救生命吧。」

生命終點前的悔悟

她的生命力好強，即使休克了，意識還很清楚。

我和護理師走到她床邊。她忽然說：「如果我快死了，可不可以請你們替我完成兩件事？」

護理師問：「哪兩件事？」

她滿臉淚水地說：「我知道這次逃不過了，我只是想不要痛苦的死，所以我可以簽拒絕急救同意書嗎？」

我點頭，表示非常同意。

接著問她：「那第二件事呢？」

只見她從一顆假牙中，拿出裡面的金屬薄片，再慢慢打開薄片，裡面竟然是一連串的姓名和電話號碼。

她說：「**謝謝黃醫師從監獄到急診，從急診到加護病房，一路搶救我的生命**。我是不是也可以搶救一些可能家破人亡的家庭？裡面是我集團及許多家庭的聯絡方式，我希望不要再有人受害了……」

我那耐不住性子的護理師說：「妳知道，我們上個月有一個伯伯，他原本要治病的錢，都被妳騙光了……」

她低頭，小小聲說：「對不起。」

病患感動落淚

我握住她的手，對她說：「謝謝妳。我們不會讓妳受苦，妳可以放心。我答應妳，去完成這兩件事。可是，唉……」

聽到我長嘆一下，她嚇到了。

我說：「但我也有一件事情，希望妳能協助完成。」

她皺眉看我，問：「我生命已是如此，還能怎麼協助？黃醫師，恐怕我有心，而力不足……」

「只要妳有心，就可以完成。」

她狐疑地看著我，我說：「給我妳家人的電話，妳的父母一定也在想妳了。不是嗎？」

她流淚的一直點頭，哭個不停。

回到護理站，護理師問：「主任，你真的相信她？」

我說：「善終不選擇人的身分，也不計較人的好壞。我們唯一要做的，就是去落實、去執行，目的就是讓這些癌末病患的痛苦減到最低。」

護理師點頭。我繼續說：「無奈大部分的醫療人員和一般民眾，都以為簽了DNR，把肉體的痛苦減輕，這些病人就能很好的善終，但那其實是不夠的。**真正的**

善終應該不只是肉體痛楚的解決，還要包括心中的感受。例如，協助病患完成他的心願，讓他們在最後的一段路有人陪伴、不孤單等等。」

與父母的最後一別

「以林小姐而言，不論她是好人、壞人，對於善終的需求，她也應該能與別人一樣，獲得相同對待。

「簽署拒絕急救同意書，那只是阻止我們將醫療急救工具往病患的身體上執行，但如果我們以為那就是病人的善終，那是錯誤的。病人還有疼痛、大小便的生活處理等等。更何況，妳可有發現這些病人，他們最後在個人的自由上，是硬生生被剝奪的？就像林小姐一樣，最後只能躺在床上，所以她才感到心有餘而力不足。

「記得，『力不足』只是身體帶來的，但病患仍還有心呀！病患那心裡的善終，就要我們去注意、去協助完成了。所以，**我們協助她把心願完成，讓她最後能無牽無掛的放下**。我們找她親人來看她、陪伴她，讓她了解她人生最後的這段旅程是不孤單的，除了醫護人員，她還有家人。不是嗎？」

護理師感動地說：「她生病已經很可憐了，我還念她……」說完，她就去打電話，聯絡女孩的父母了。

原來她的父母其實就住在我們醫院附近，不到三十分鐘，他們就到了。

就像一般的父母，焦慮、悲傷都寫在他們臉上。

我帶他們來到床邊。那是父母眼看著女兒即將離開人世，那是女兒對父母滿滿愧疚的生離死別。

我知道我不需要在他們身旁，於是，我拉起床邊圍簾。

我希望他們保有這家人最後的會面，雖然是最小的空間。

臨終前的三件事

我站在圍簾外，若有人此時問我：「人會在生病時，一直撒謊嗎？是不是『人之將死，其言也善』？」

我的答案是：此時此刻，她是最真實的了。

無奈且殘酷的是，時間不多了，生命徵象的螢幕顯示，她將結束她人生中，最短暫、最誠實的自己。

當我再走入圍簾內，她已陷入彌留狀態。

我摸著她冰冷的左手，聽著她的微弱心跳，她閉目，似乎已滿足地完成所有心事。

我才想起，我忘了告訴她：「我始終沒有騙妳，這三件事，我們都以最快時間，一一協助妳完成了，只希望妳好好走。」

護理師協助我辦理林小姐的一切，但護理師依然不解地問：「對於這種人，不知道導致了多少人家破人亡。主任，你真的完成她所有的心願？可是，我認為她應該得到報應呀！」

我搖搖頭，說：「身為醫療人員，不應該有仇恨的分辨心。這是她短暫的一生，我們只是協助她善終，並盡可能做最好的處理，更何況……」

我微笑看著富正義感，又衝勁十足的護理師說：「我師父有教過我呀！」

護理師問：「師父教會你什麼？」

「我師父說過『普天之下，沒有我不愛的人，沒有我不信任的人，沒有我不原諒的人』，簡單的三句話，要做到，卻是不容易，但如果對待每個人，都以善終為目的，就會知道我的用心沒有白費。」

護理師說：「林小姐真的遇到她一生中的貴人。」

我微笑道：「我遇到妳，妳也是我的貴人呀！」

護理師回應：「知道啦，我們是彼此的貴人，也才會站在彼此的立場思考，所以才能在急重症上落實善終。對吧？」

原來，那一夜，我不只給林小姐完整的善終，我還教會護理師。那麼延續我理想中的的善終，應該有望吧！

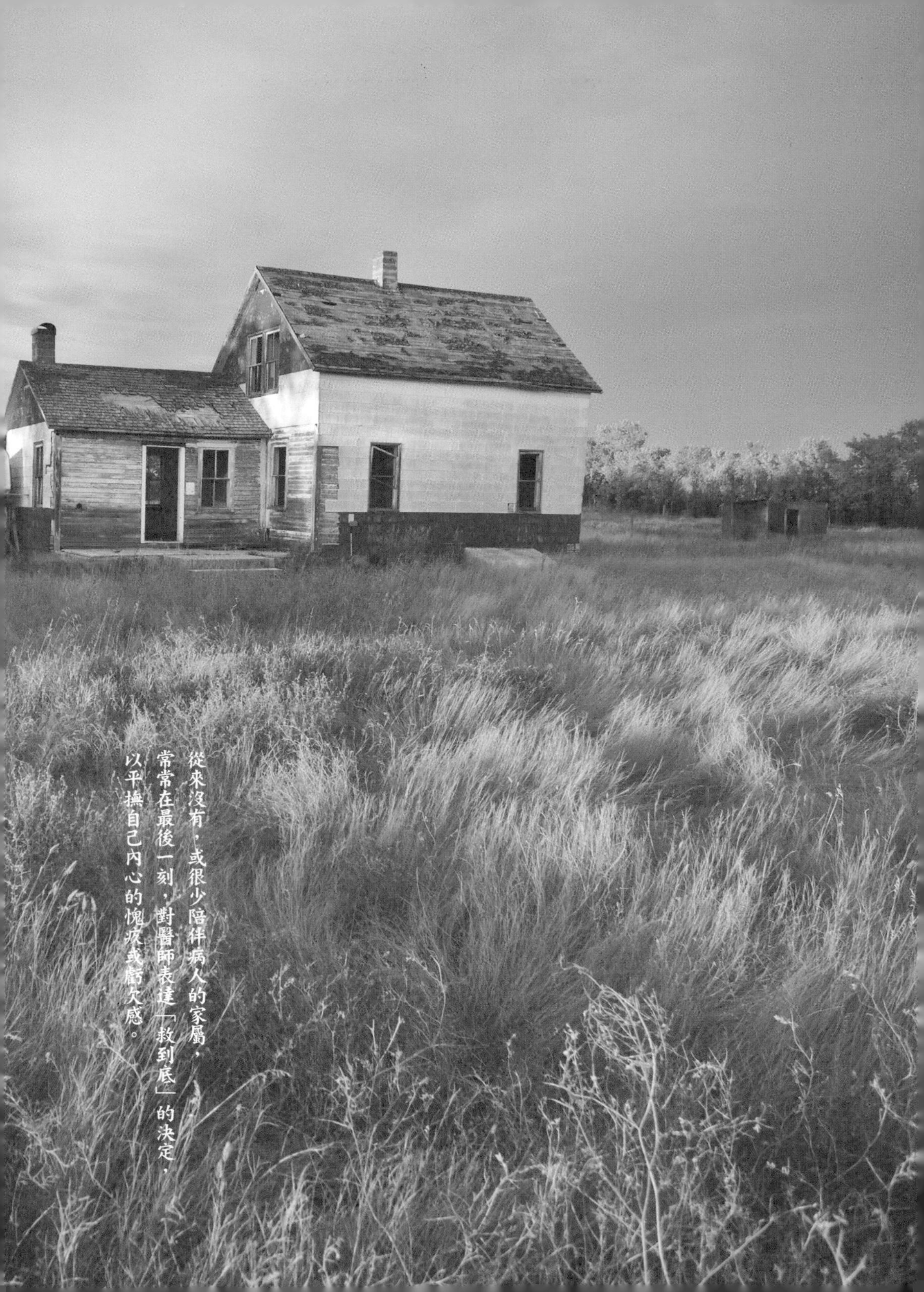

從來沒有，或很少陪伴病人的家屬，
常常在最後一刻，對醫師表達「救到底」的決定，
以平撫自己內心的愧疚或虧欠感。

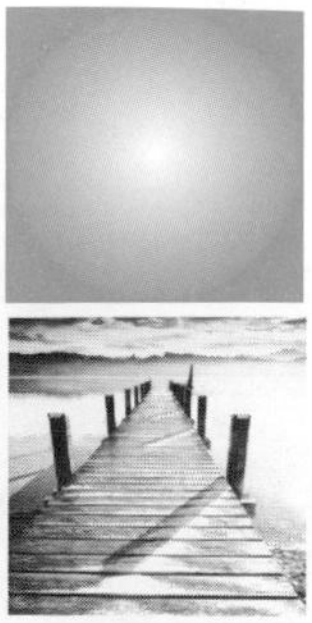

名醫不好善終

老師用他微弱的手拍拍我的手，並寫下：「我是在等你回來的！」

我的老師來找我時，告訴我，他沒有什麼症狀，但卻有醫師告訴他，疑似是肺癌。他不相信，所以來找我。

由於是同行，我直接問他：「怎麼樣才會使您相信呢？」

他笑了：「人，是很難相信自己的。我真的不希望是，很矛盾呀！」

「老師，我們來做切片，證實一下。」

老師搖頭嘆氣，說：「一旦證實是惡性或良性，就決定人生從此以後的路了嗎？」

「老師，我們應該以平常心看待。**人生的路不是因為疾病的惡性或良性而決定，而是一個人的性格決定人生的路。**」

老師似乎被我點醒過來，他嘴裡重複我所說的「是一個人的性格決定人生的路」。

老師接著說：「我教過你，即使沒有得癌症，我們也會被其他疾病纏住，所以人生不是因為得了什麼病，才會有怎麼樣的人生，而是平常面對生老病死的態度不一樣，就決定了病後的起伏人生。」

當被證實是末期肺癌時，老師很坦然地面對。所有的治療與可能的副作用，他都知道。

老師如常上下班、上下課，不時還被邀請到癌症病友團體中現身說法。只是他身體內的腫瘤似乎很不買帳，不管我以什麼藥物治療，腫瘤不但沒有縮小，還愈來愈大，甚至四處轉移，連肺部兩側也是。

老師偶有咳嗽或咳血，和一點點的胸痛，其他的日常生活和活動能力，倒是維持得不錯。

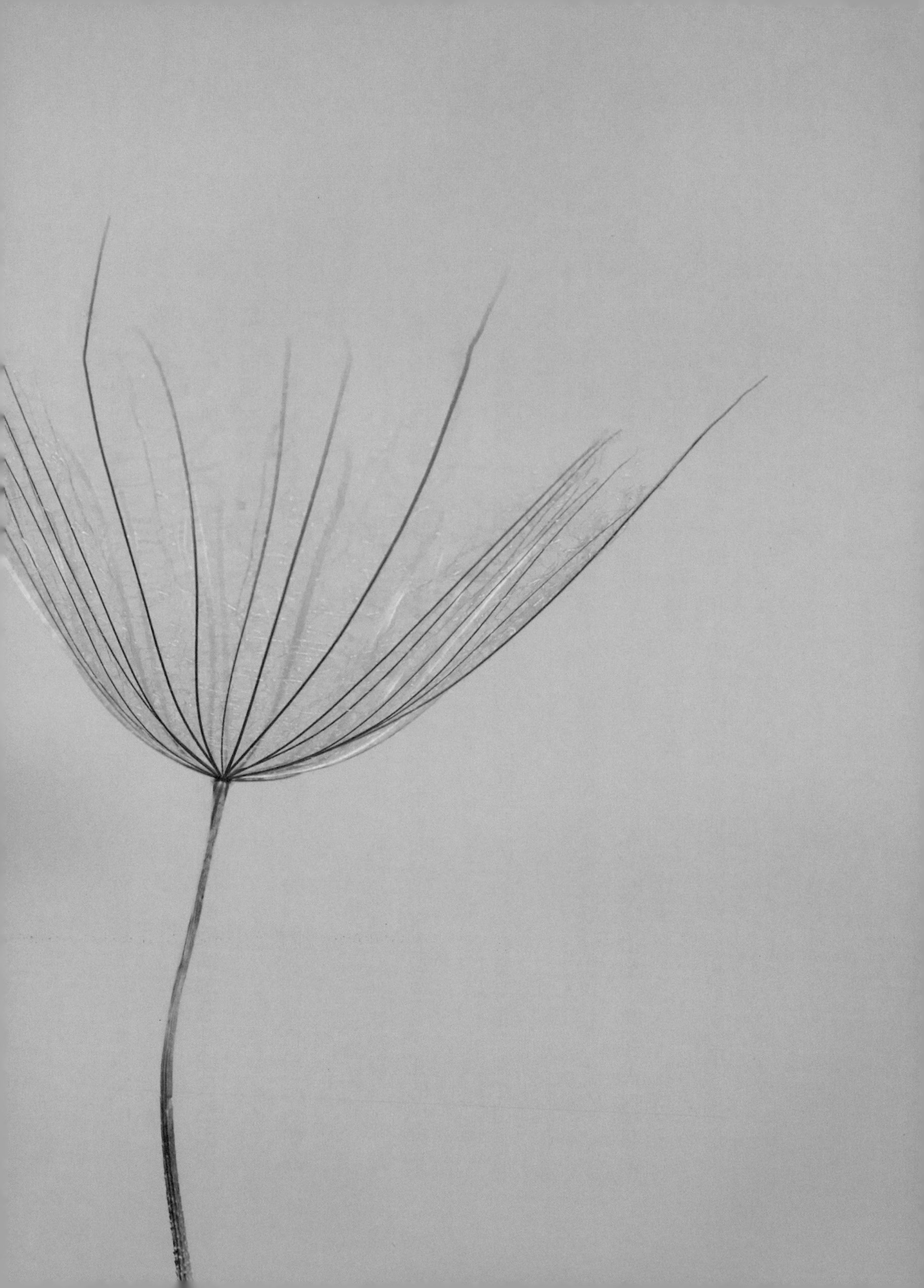

關於死亡，
你是學習？還是迴避？
哪一種態度能讓我們善終呢？

我每次診斷出腫瘤惡化，需要換另一種化療藥物時，老師會說：「你就依循SOP。我身體還算硬朗，你儘管使用化療藥物。若有副作用，我會知道如何處理，你不用擔心。」

只是市場上所有的化療藥物，我全都已經使用過一遍了，也就是已經沒有其他的化療藥物可以使用。

腫瘤似乎快完全控制老師的身體。

面對死亡，需要不斷練習

老師知道自己來日無多。

他一邊簽DNR，一邊說：「長日將盡。我不會讓自己的身體被破壞殆盡。」

其實，我的心五味雜陳，因為眼前的一位前輩，同時是我的老師，因為肺癌，即將在未來的三個月裡結束生命。

我的心事沒有藏好，很快被老師發現了。

老師對我說：「同學，還有什麼問題嗎？需要老師協助嗎？」

我輕聲問：「老師，對於死亡，您真的如此看開了嗎？」

老師輕拍我的手，說：「對於未知或未做過的手術，我們或多或少都會焦慮，所以身為醫師，我們事前就會不停地練習、練習、再練習。**對於病痛、死亡，我也是練習、再練習。**」

我點頭，繼續問：「所以，老師正在練習面對死亡？」

老師回答：「我一直教你們，死亡就是要不停地練習面對，因為誰都逃不過呀！不過，這一生什麼最難練習？也是死亡。」

老師接著苦笑說：「所以我和一般人一樣，都是快到死亡，才知道要學習面對死亡。就像你四處演講，告訴聽眾，人**並不是到了生重病，才知道要學習善終，而應該在平常生活裡，就要學習、思考什麼是善終，以及如何善終**。然而，又有多少人願意聽進去呢？」

我接著說：「是啊，有多少人聽進去呢？又有多少人聽進去後會執行呢？真實人數我確實不知道，但我知道應該很少。通常都是要等無常來敲門，人們才會認真思考。」

老師問：「為什麼呢？」

我想了想，回答：「因為對於不好的事，大家都會習慣性選擇迴避，或覺得自己不會那麼不幸、運氣不好，直到遇上了，知道無法再逃避。」

老師反問：「一個人老了、生病了、死亡了，是不好的事嗎？生老病死不就是你常說的，如同在大自然中，一年春夏秋冬的變化。那麼**為什麼我們能接受一年有春夏秋冬，卻無法接受生病或死亡呢**？其實，如果世間少了四季，地球會滅亡，而人類若沒有了死亡，我們人類也會滅亡，不是嗎？」

老師忽然長嘆：「太難了！太……難了……」

我猛然抬頭看老師，他紅著眼。

我問：「怎麼了？」

老師苦笑說：「不知怎的，我突然想到兒子。你知道嗎？人生最珍貴的是情感，最難割捨的，也是情感。」

我不否認情感最珍貴，也最難割捨。

我說：「老師，您珍惜情感，疼愛兒子，但也得愛自己呀！」

我知道老師喪偶多年，只有一個兒子在美國，只見他接著說：「所以我才安排好自己的善終，以免讓兒子操心。」

老師流露出不想讓子女擔心的模樣。

唉，父母無論年紀多大，始終心繫孩子啊！

錯愕的一幕

隨著老師的病況不好，他的兒子也回來了。兒子是一名律師，在美國執業多年。

我去國外開了一星期的會，一早進入加護病房，卻看到老師躺在病床上。看著眼前這一幕，我錯愕了。這……這發生什麼事了？事情的演變不應如此、不應如此啊！他不是已經簽好預立安寧緩和醫療的意願書嗎？為什麼現在身上插滿氣管內管、鼻胃管、尿管、動脈導管、靜脈導管等，雙手、雙腳也因躁動不安，而被安全約束。

我的老師被五花大綁。醫療人員擔心他扭動身體，扯下管子，所以也把他的胸廓用床單裹著、綁住了。

自由呢？自由呢？基於安全因素，自由在這種狀況下不會被尊重，當然這也包括了自尊。

我的老師此時是任憑我的下屬，實行SOP、積極加護處置的病人。只見老師一看到我，就更躁動了。

身邊的護理師只好一直安撫他。

我當然知道老師的感受。

但明明不是說好，狀況不好時，不要插管急救嗎？

我當下的情感很矛盾，也很不捨。

我對老師說：「老師，相信我。我來協助處理，我會救您的。您放心。」

我拖著沉重的腳步離開老師床邊。

我太不忍心看到老師如此驚恐的模樣，只能離開，同時，我必須冷靜思考，思考要如何救老師。

「救他？」護理師在一旁，疑惑問我。

我搖頭，長嘆一口氣。

我說：「老師的生命本來就已經到末期，我不是要搶救他的生命，我是要救他脫離那些管子和束縛。」

兒子的愧疚感

當我進一步了解，才知道原來簽DNR不到兩週，老師就因昏迷送來急診。

等進入急診室，醫護人員發現他之前已經簽DNR，所以和同來的律師兒子說明處理方式。

怎知兒子卻憤怒地說：「我父親危急，你們不去急救，還跟我說什麼拒絕急救。太誇張了！小心我告你們這一群人！我父親年紀那麼大，沒有我在場，他簽的哪有可靠。」

面對大律師，一群急診室的醫護人員只好對老師展開急救了。

其實有哪個醫療人員會在病患病危時，花時間和大律師辯論、協商呢？唉，平常兒子不了解爸爸的病情，一回台灣，就必須面對爸爸生死交關的問題。

任何人只要不常處理這些問題，也許都會因恐懼、焦慮，而產生許多不理性的決定。

臨床上，也確實發現那一些**較少參與病人抗癌歷程照顧的家屬，例如旅居國外或住在外縣市的兒女**，他們很難感受癌症末期及轉移過程中，病人的痛苦及抗癌藥物所引起的副作用；或者，為了心中的愧疚，所以，**往往會要求繼續積極的抗癌、做治療**，也認為唯有如此，才能表示已經盡了為人子女的義務，因此也使得病人沒有機會接受安寧緩和醫療。

急救，是為了誰？為了什麼？

護理師常問我：「只要簽妥『預立選擇安寧緩和醫療意願書』，不就對『善終』有保障了嗎？」

我總是回答：「沒有。因為簽妥後，只代表在法律上有效。但事情發生時，病人通常意識不清，許多醫療決定，那時是透過家屬來決定。若此時家屬表達不知道病人已簽了DNR，或否決此選擇，那麼醫療人員就可能會採納家屬的決定。」

「雖然老師已簽好DNR，但卻沒有與兒子溝通清楚，所以就會陷入選擇『救』或『不救』的兩難，壓力與糾紛也會出現。

「更何況，陷入昏迷的病患，若有不滿意，是不會告醫療人員的。通常是意識清楚，但情緒不安，又沒有被充分告知的這些家屬，會隨時更改昏迷的病患的意願。若他們不滿意，他們會告醫療人員。在如此緊張的關係下，醫療人員能聽從誰的意願呢？這是很矛盾又現實的抉擇啊！

「在老師住院期間，好多政商人物都打電話到醫院關心，更不可思議的是好多名教授，從南、北，紛紛到台中探病。每個來的都是前輩，一個人，一個意見，各自有各自的想法。大家來，也都很『公關式』。看看完，交待幾句，就拍拍屁股走人了，似乎大家都不需負責。

「我們團隊裡的醫師背負著長官關懷的壓力。這是很典型的VIP場面。俗稱愈VIP，死得愈VIP的慘狀。因為大家都不會放棄病人。醫生不會放棄，護理師不會放棄，家族不會放棄，長官不會放棄，更多旁邊的朋友、親戚也不會放棄。」

申請撤離維生系統

我對護理師說：「我想找老師的兒子。」

「現在？」

我點頭，因為要救老師，必須從他兒子下手，此時只有兒子能救得了他。

他兒子見我的第一句話就問：「我父親無法拔掉管子嗎？」

我點頭。

老師的兒子說：「我看爸爸每日在床上掙扎，我心裡好難過。對不起，黃醫師，我錯了，我真的不知道，也沒預期爸爸會有這樣的局面。怎麼辦？怎麼辦？」

我輕拍他肩膀，說：「這不是誰對、誰錯的事，只是**對於生命的善終，我們一般人大多不去談，也不去接觸**。我們都只想知道，病有沒有治好。病若治好了，好高興（也似乎以為人人都應如此），但現實是殘酷的，若治不好呢？這是大家都不太想了解，也不太想面對的事。

「一旦沒預期的重大事故發生了，或說明白一點，那些平常壓抑或迴避的事在眼前發生了。一時之間，被壓抑或迴避的情緒、焦慮，大量地釋放出來，憤怒也隨即而來，因為只想力挽狂瀾，只為了想讓病人快點好起來呀。」

兒子點頭說：「這幾天，我在思考，法律和醫療是各自獨立的專業。若我用法律干擾醫療，醫療原本的計畫就會更改了，因為醫療人員不想違法。雖然看起來我似乎很合法地得到一切應有的權益，但犧牲的就是病人的權益，而這一次，我竟然把自己的父親犧牲了。」

我起身跟他說：「對於老師，也是你的父親，我跟你一樣，不願讓他受苦。你如果同意，我們就來撤離他的維生系統。」

老師的兒子睜大眼睛，眼神透露出不可置信，抓住我的手，說：「如何撤離？為什麼？為什麼？怎麼沒有人告訴我，可以撤離他的維生系統？尤其那麼多名醫、教授、學生都來看過他？」

延長生命，有意義嗎？

我苦笑：「因為大家都不捨老師，都想讓老師延長生命。再加上政商名人一直打電話過來關切，這一來，大家就會以延長他的生命為主，不理會他的感覺和期望。」

他低頭幾秒後，似乎懂了。

他說：「**過度的不捨、過度的愛護、過度的關切，都不會讓我父親舒適地度過這段癌末的日子。**」

我趁機跟他說：「對於末期病人，若維生系統只是在維持他的生命跡象，但無法治癒，這些處置使得病人一直處在瀕死狀態，那麼就可以允許申請維生系統的撤離。

「我想我的老師也知道，所以他才會如此不安和躁動。無奈他是大家眼中的VIP，沒有人敢提出這份建議。但我和老師認識太久了，我們之前談得很廣，也很深。他一直在推動善終，不只自己，也包括所有病人，所以也只有身為晚輩的我，敢提出申請。因為我愛老師，不忍心他繼續受苦。」

我是在等你回來的！

趁老師的兒子已經有意撤離維生系統，我帶他一起走到老師床邊。

當我告訴老師我們的決定時，我同時解開老師被綁縛的手腳。

老師翻身看著我，然後嘆了深深一口氣，他的眼淚不聽使喚地滴落枕頭。

我低頭，握著老師冰冷的手，心情很複雜。

我對老師說：「老師，對不起，學生讓你受苦了。我不知道我這趟出國，就沒保護到你，但接下來，你放心，我會向醫院倫理委員會申請你的拔管程序。請安心，我……再次向老師說聲對不起……」

老師用他微弱的手拍我的手，並面露微笑，表示要寫字。

只見他寫下：「我是在等你回來的！」

唉，看到這幾個字，我更慚愧了，但也佩服老師的慈悲，他沒有怪任何人，這更讓我對老師感到不捨。

備受高層「關切」的病人

整個醫護團隊正為老師撤離維生系統做前置作業的準備，我等待一切程序走完，然後替老師拔管。

只是正如我心底所想，長官一定會關切我這處置。

果然，高層打電話來了，他們質疑，且不斷地說：「我們會有輿論壓力！」

「有高官打電話來關切，問說你們怎麼這麼早就不治療他？」「等過幾天，看看情形再拔管。可以嗎？」

唉，我常常想這些人是怎麼了。當然，我們在臨床上處理重症病患，並不會因為這些人打電話來東一句、西一句，就改變專業的醫療處理，這也是多年來我教育自己的團隊，必須「醫護歸醫護，關說歸關說」，所以即使很多關切的電話打進來，但所有醫護人員仍然依循指令進行。他們也知道我會承擔一切，只要跟著我的腳步走就可以。

父親的燦爛笑容

當所有「撤離維生系統」的簽署程序全部完成後，我走到老師面前，對老師說：「我接到好多通電話，叫我不要給您拔管，我都擋回去，因為您曾教過我：『只有第一線人員，才有決定權』！」

老師瞇眼，一直微笑，且對著我猛點頭。

老師的兒子看到這一幕，流下淚來。

或許是太久沒看到父親的笑容，他激動脫口：「爸爸，你今天笑得好燦爛。」

我心想，啊，能讓一名癌末病患在瀕死中，發出如此燦爛的笑容，那真是我身為重症醫學專科醫師最美的良善之事了，而那些所有高層人士所施予的壓力，就相對的不美了。

不知怎的，看到老師如此微笑，我的壓力忽然減輕了。

我不禁也對老師微笑著說：「來，老師，深呼吸一下，我們管子準備拿掉喔！」

當我一邊看著老師的笑容，一邊看著管子隨著我拔出，慢慢從嘴裡滑至嘴巴外。

這動作的完成，前後不到一分鐘，但我卻覺得好漫長。

尤其，我心中深深知道，當我把管子拿走後，眼前這位老師不久就會陷入昏睡、缺氧中。

有時，無法放下的反而是家人

但是明明說好的善終，能不去執行嗎？

我好不忍心，當一個癌末病患，我們可以使盡醫療儀器，讓他多活幾星期，但如果那是違背病患當初的心意呢？或當初病患其實有簽過DNR呢？

如果病患完全躺在床上，二十四小時任人照顧，這會有生活品質可言嗎？

而如果病患明明已經是在瀕死邊緣呢？當病患已表達「放下」，旁邊的家人也學會「放下」了嗎？

一般人都會用自己所理解的想像，去搶救瀕死邊緣的末期病人，因為大家都不了解，那是痛苦的，那是難過的。

老師的情況也是如此。他被大家強迫著「持續活下去」，因為他曾是名醫，就在他昏迷，毫無反抗時，而這，大家又於心何忍呢？何況老師不是明明已簽好DNR嗎？

對於生命，我們每個人都必須慢慢學習去尊重。

人一生最大的福氣

幾天後，我癌末重病的老師，已經漸漸失去意識，正準備他已「練習好久」，要去面對的死亡。

此時，我的老師已從加護病房轉到安寧病房。只要我有病患轉到安寧病房，我一定會去看他們，老師也不例外。

只是老師累了，所以睡了。

在寒流低溫侵襲下，整個病房都是冷冰冰，即使吸入空氣，也都是冷冰冰。

我走近我那位名醫老師的床邊，但卻是溫暖許多。

原來安寧病房人員怕他冷，給了他電暖被，所以當我握住他的手時，是溫暖的。

在他胸前聽診時，也是溫暖的。

他的眼睛有時閉上，有時微張，微張時，好像在看著大家。

他的喉嚨中傳出咕嚕咕嚕的痰滯留的聲音，我知道這聲音是在告訴我們，老師這次真的要走了。

我眼睛一酸，想到即使是一位前輩，是一位名醫，善終這條路，卻都還走得如此艱辛，那麼，一般人呢？難怪簽放棄急救同意書的人本來就不多，而簽完放棄急救的同意書，又真正獲得善終的人，更是少之又少了。

也許透過修法，我們最終可以讓病患自己做出決定，不再讓家人在病患最危急的時刻，改變病患先前已規劃好，已練習好面對的死亡，就像老師的兒子在焦慮、壓力下，改變老師的決定。

幸好，我回來後，能幫助老師完成善終的心願。這份完成，也更加強我推廣重症末期病患善終的想法，因為，老師教過我：「好死，是人一生最大的福氣！」但這需要許多醫師在靠近死亡邊緣時，依舊不動搖，願意努力維護生命的尊嚴。

那天晚上，老師平靜地走了，我翻看自己的心願清單，也不過永遠只有簡單的兩個字：善終。

顯然，我仍需努力啊！

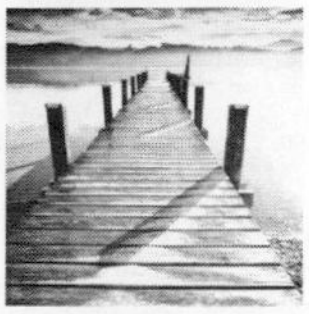

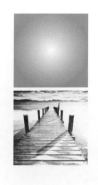

妳決定好了嗎？

使女兒錯失黃金治療的時間，這代價，是否太大了一點？

「妳決定好了嗎？」當她用堅決的眼神，看了我幾秒後點頭。我知道她這次是真的了。

記得她來看我的門診，就像許多患者得知自己罹癌後的反應一樣，她也是恐懼和否認。

當我在看她的資料時，她在旁一直小聲，且重複念：「阿彌陀佛，醫師，你要看清楚、看詳細。」

求你，不要讓我得肺癌

當我看完，對她說：「妳確定是肺癌沒錯。妳來我這裡，需要我什麼協助呢？」

她竟說：「我是來讓你確認，我並沒有肺癌呀！」

我心想，一個人要確認是否罹癌，必須經過一群醫師協助判斷，包括病理科、醫學影像科、腫瘤科、胸腔科，等確認是肺癌後，才會向病人告知。還是，她並不知道這些呢？

其實，像這類型的病患，當被醫生宣布罹癌時，本身並沒有心理準備（平常，誰會有心理準備得肺癌呢？），所以會運用很多的心理防衛機轉去否認事實，於是，就開始懷疑醫生的醫術或診斷錯誤，堅持「不、不、不是我，那一定不是我」的想法，甚至拒絕接受診斷或治療。

這時候，只要周邊的人給的訊息和病人之前聽到的不一樣，或剛好是病人迴避心態下想要聽到的訊息，那麼，病人就會任由家人或朋友帶到其他醫院做各種檢查。

因為，此時病患已失去理性，失去能判斷哪些是真，哪些是假的能力，這往往會造成治療上的延誤。

我仔細聽她說：「我還有爸爸、媽媽，求你，不要讓我得肺癌。」

我知道她情緒不穩。

我靜靜聽下去。

「我是獨生女，從小就很獨立自主。爸爸、媽媽很疼我，不過從十五歲開始，整個家計就都由我來扛。長大後，我自己做個小生意，至今四十歲，仍未嫁人，我只希望全家都能過得愉快。現在我們家境不錯，如果家人這時失去了我，該怎麼辦才好？」

是呀，沒有人想失去現有的一切。

我知道她情緒低落，一時難以和緩。

我跟她相約，請她下次帶父母來回診。

失控的父親

果然，父母陪她回診了。

父親穿上Armani的西裝、Hugo Boss的皮帶和鞋子，手上的錶亮閃閃，我都無法看清楚是哪一個廠牌，但肯定價值不菲。

她的母親也是穿金戴銀，貴氣逼人。

父親說：「我是她父親。」

我微笑點頭。

他大聲說：「她的一切我負責。只是，醫生，你有沒有搞錯，我女兒才看你門診一次，你怎麼就可以說她得了肺癌？醫生，你腦袋有沒有清醒？我們全家生活，都靠她來支撐。」

我正要向她父親說明，卻被她父親打斷。

「好啦，醫生，你給我聽好，如果我女兒真的是肺癌，你也一定要把她治好。」

說完，他忽然從口袋掏出一疊厚厚的新台幣。

對我說：「醫生，這是治療前的答謝。如果保證可以治療好，我後面還可以追加。」

當下，我真的覺得受辱，但還是對她父親說：「你女兒確定是肺癌，由於是晚期肺癌，不適合開刀，所以必須要馬上做化學治療。」

「做什麼我不管啦。我只問你，別人說不治療，只有三個月壽命。是真的嗎？」

我點頭。

「你們這些醫生，就是讀死書，我才不相信。」

我問：「為什麼不相信呢？」

「你們醫生都愛把每種病講得很嚴重，就唯恐患者不回診。我女兒現在好好的，沒什麼症狀。你們每個醫師卻都說她是末期肺癌，還說只有三個月壽命，鬼才相信。我們走……」

唉，怎麼會有這樣的父親呢？

說完，他真的帶了女兒走了。

溫柔、細膩鼓舞病人

前幾天急診，有一名肺癌病患快呼吸衰竭，但堅持要找我，於是我火速到急診。

那是我再一次看到她，以及她的父母。

此時，她的父親已沒再說話，他們兩老的眼眶一直泛紅。

我看著她，已經不是三個月前臉頰豐潤的模樣。

她額頭冒汗，汗流下，混著淚水，滴在我手腕上。

冷冰冰的，觸動了我悲憫之心。

我心想，才三個月而已，怎麼就病得如此奄奄一息？

難道她都沒有在治療嗎？

我也像她父母的心情一樣，沉重且悲憂。

我問：「怎麼了？」

「自從離開門診後，我爸媽就去找祕方。只要有人說哪裡的祕方有效，不管多遠、多貴，我父親都把它買回來給我吃。我吃了，卻好心疼。」

「為什麼？」

「因為太貴又太苦，但家人都說是苦口良藥，只好吃了一帖又一帖。半個月前，我胸痛，走路愈來愈喘，無論白天、晚上，都無法躺平。我好難過……」

如果一個人連續好幾天都無法好好睡覺，真的會比生病更難過，更何況她又有重病在身。

我看了她的胸部X光，當下了解她的喘，是因為肺癌擴散到全身，而且肺部都因癌細胞擴散，產生肋膜積水，才導致她呼吸困難，嘴唇還不時在變黑。

我心想，我能做什麼呢？當初的黃金治療時間都已錯失了。

我對她說：「妳聽好，妳不要擔心，我們一起來加油。」

設法降低病人的疼痛

我在急診室，馬上替她裝置引流管，想把肋膜積水引出來，減少她的不舒服。

當她漸漸有了比較好的氣色，我才看到她露出微笑，說：「比較不喘了，但全身好痛啊！」

「那是轉移的疼痛，我馬上打針，就可以消除。」

我就這樣在急診室裡，迅速解除她要命的喘和疼痛。

之後，我們開始討論後續的治療。

我對他們說：「由於肺癌已轉移到全身，身體到處積水，她才會如此喘。癌細胞到處轉移，所以也才會全身到處痛。」

她的母親說：「黃醫師，我好難過。我們只有這個女兒，你快救救她。」

她的母親趴跪在地，可以想像那是多麼悲傷的一位母親。

她的父親也一邊流著眼淚，一邊扶著母親站起來。

她的父母六神無主地看著我。

我知道此時我再說什麼，兩老也都聽不進去。

我跟身旁的護理師說，帶他們到一旁休息，再請社工協助輔導他們的情緒。

只有這樣，我才能趕快為這女兒做進一步的治療。

捍衛病患的善終權益

一個月過去了，她在病房奄奄一息。

我知道她已經錯過黃金治療時間，在病情的改善上，不會太明顯，而前幾天的肺部影像，還顯示腫瘤在肺裡到處冒血。

「怎麼辦？」助理問我。

我說：「找社工師、安寧療護師和家人一起過來。我要開臨終會議。」

說完後，我內心非常掙扎。

我知道，我不願意失去任何一條生命，但並不是每條生命我都可以保住。

不過，至少可以不要讓她痛苦而終。

豈知在會議上，她父親又生氣了。

他說：「我好好的女兒給你治療，你竟然告訴我，她治療無效。你這個醫師，會不會救人啊？」

我聽了，也忍不住生氣：「這位爸爸，妳女兒好好的時候，是你帶她去花錢吃草藥。你好好的女兒依你的想法去做治療，不到三個月，你這位父親，已經把她弄到奄奄一息，或許我該說，你原本好好的孝順女兒，聽你的話，配合治療，你卻把她弄成這樣。」

此時，她的父親依舊狡辯：「我不是醫師，我怎麼知道她會變成這樣。」

「是嗎？所有的醫師，包括我，不是都已經告訴你，如果不趕快做治療，活不到三個月，難道我們都拿病人的生死來撒謊？伯伯，你這樣說話，不只是對自己不負任，也是對自己女兒生命的不負責任。」

我生氣到連續反擊，因為我知道我再不如此，他的女兒也許會因為父親而痛苦不已，會被我插管、電擊、心胸壓迫……做這些殘酷的急救動作，在這個乖巧，又很聽父母話的女兒身上。

我身為重症醫師，是多麼不忍心啊！

所以我寧可冒著被投訴、被責罵，我也必須反駁這個糊塗且固執的父親。因為我太了解了，如果我不在她生命的最後關頭主持公道、主持正義，不只我的病人會難過，我也會難過。

只見她的父親安靜了。

整個會議室也出奇的安靜，大家都低著頭。

她的父親搖頭，淚水直流，眼淚掉到桌上。

我趁機向前，輕拍她父親的肩膀，對他說：「我和你一樣，都不捨你女兒，希望她好。即使不好，也不要讓她太痛苦。讓我們一起努力，為你女兒人生最後的治療，好嗎？」

她的父親輕拍我的手，說：「謝謝黃醫師，我們要如何幫我女兒度過這最後的生命呢？」

我請當時一起出席會議的安寧緩和專科醫師協助說明。

聽完說明後，她的父母很快的同意我們團隊提出的善終計畫。

會議結束後，護理師對我說：「主任，你剛才好生氣喔！」

我點頭：「唉，抱歉，嚇到大家了。我只是很不願意這麼乖巧的女兒再受苦啊！」

這樣，我更可以放心地走

來到她的床邊，我拿張椅子坐下。告訴她，我的決定，和大家的決定。

沒想到，她出奇冷靜地說：「身體是我的，我早就知道了。謝謝黃醫師告訴我這天的到來。這樣，我更可以放心地走……」

我好佩服她的勇敢面對。

從那天開始，我們停止了一切治療。

我用誠懇的語氣問：「妳決定好了嗎？」

當她用堅決眼神，看了我幾秒後點頭。

我知道這次是真的了。

當晚要下班時，一通電話告知我，妳快走了。

我去床邊看妳，妳安靜、舒適地躺著。

我握住妳的手，心中只說：「祝福，一路平安好走。」

但，此時我竟也心疼了。這麼好的孝順女兒，以及這幾個月，一直在懊悔的兩位白髮老人家。

希望他們日後，不只學會尊重生命，也學會尊重專業，不要再自行做決定了。

可是，使女兒錯失黃金治療的時間，這代價，是否太大了一點？

其實，在臨床上，總是有太多太多病患周圍的人，很想替病患做決定。但是，可有想過這些家人做的決定，有時不是在幫助病患，反而是在延誤病情呢？而當子女的人，當長輩做的決定，是危急自己的生命時，子女是否還要遵從呢？

可知身為重症科醫師的我，心裡總感到痛苦。我的專業告訴我，她若依照醫療處置，其實會獲得很好的治療，或至少不會這麼痛苦。

但幸好，在她生命的最後，我沒有讓她太受折磨，而能好好地走。

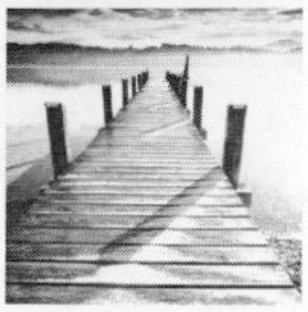

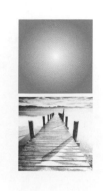

搶救，有考慮病人感受嗎？

伯伯問我：「我不是已經簽了（DNR），為什麼還被插了一堆管子急救？」

你們可知道，躺在病床上的掙扎感受？如果不知道，可以問問那些曾被醫護人員安全約束的病人。

那種要掙脫病床的感覺，是充滿驚懼的，尤其是你因為昏迷和呼吸衰竭，被緊急在嘴巴插入一根呼吸管時。

當你一清醒，還以為到了魔鬼環伺的地方，而開始焦慮地想下床、逃離。偏偏這時候，無論你再怎麼掙扎，也逃離不了，再加上體能不佳，相信我，你會很快就放棄掙脫的。

即使你很有力氣，你也將放棄掙扎，就像以下的孫伯伯一樣。

孫伯伯，年輕時是老菸槍。老了時，他的呼吸愈來愈不舒服。剛開始只是胸悶，接下來，氣愈來愈不足。就像一開始只是上樓梯，才會感到呼吸困難，但之後連上個廁所回來都喘。

他就是這時候來找我。

認真查閱資料的病人

「伯伯，你怎麼了？」

「我老了，動作愈來愈慢。無法走路，一走就喘吁吁。」

經過診治。我說：「那是慢性阻塞性肺病。」

伯伯似懂非懂，就叫他身旁的兒子寫下疾病的名稱，說要回去好好了解這疾病。

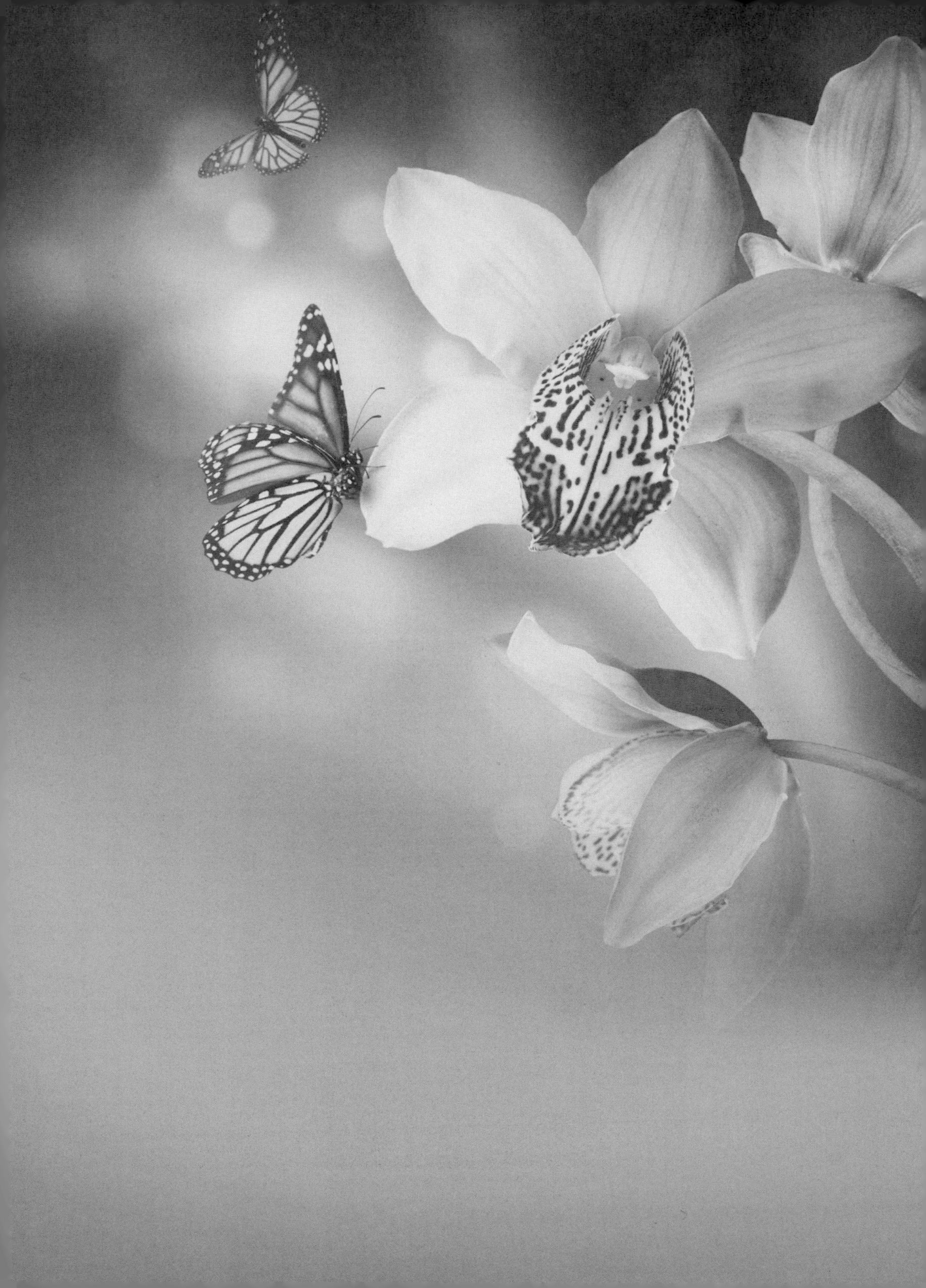

我很高興，對他說：「下次回診，再和我好好討論喔。」

其實，當病人說要回去了解疾病時，大部分都只是說說而已，但是伯伯和兒子，他們超認真。

不信，你看他們回診時說的話。

伯伯說：「原來慢性阻塞性肺病英文叫COPD，是支氣管長期發炎，尤其是患者如果有抽菸，會引起肺泡，失去彈性，所以我才會痰多，而且咳不出來，所以黃醫師才會給我支氣管擴張劑。」

兒子問：「我父親的病有多嚴重？」

伯伯回答：「對呀，我這有多嚴重？你們不是用肺功能來分嚴重程度嗎？（連這都知道。）」

可見他們有多用心去了解這疾病。

但是，伯伯忽然長嘆一聲：「這種病到最後會讓我喘不過氣來。原來為什麼不可以抽菸，我到今天才知道。對了，我可以簽拒絕急救嗎？」

我點頭示意：「當然可以。」

伯伯那麼用心做功課，了解自己疾病的一切，但似乎阻止不了他疾病的反覆急性發作。

命運有時候在不知不覺下，會做出很殘酷的決定。

以為自己身處地獄

那一晚寒流發威，氣溫僅十度。

伯伯陷入昏迷，被送到急診室。

依照醫療常規，急診的第一線會再詢問兒子，是不是要急救。

兒子在如此危險的病況中，是那麼害怕、焦慮會失去爸爸，所以當然就同意要急救自己的父親，這不也是身為子女最基本的責任？而要求把父親急救回來，不也是最基本的人性？

於是，伯伯就緊急被插入呼吸內管急救，再送入加護病房。

這種搶救生命的行為，對醫護人員來說，很正常，且很熟練。

但是，對於昏迷的病人呢？當昏迷的病人一醒過來，通常都是一場生命中最震撼的教育。

伯伯事後回憶，他說：「當我醒來時，我以為到了另一個世界。我一張開眼，發現嘴巴不知被塞了什麼，我開不了口，一直搖頭，要把口中的東西吐出來（其實是呼吸內管插住了，病人也無法出聲），但整個嘴巴已經完全被黏住了。

「我開始想下床逃走，才發現身旁忽然多了一堆穿白色衣服的人，他們群湧上來抓住我。我極力反抗，她們叫喊，但我不知她們在叫喊什麼，我完全聽不懂。

「我當下以為自己是在地獄了，因為到處都是黑白無常抓我，且大聲禁止我下床（因為使用一台大機器，叫呼吸器，而且患者生命不穩，當然是嚴禁下床到處走動）。

「我使盡全力，拍打床，拍打她們，但很快的，我一下子，馬上就全身無力（其實是用了強烈鎮定劑，病人很快就乏力入睡），他們就把我的身體和手腳都綁住了（被醫護人員安全約束）。我全身無力、好累、好想睡覺……」

我們並不了解什麼是插管、急救

其實，伯伯所說的一切，每天都在加護病房真實上演。

一般民眾不會知道插管，不只是如此痛苦，而且是如此嚇人，尤其是當你昏迷被插管。

一般民眾都不太了解醫護人員的插管、急救是什麼，更何況在昏迷後，大部分醫護人員要替你插管前，通常會給你短暫又強效的鎮定劑，也就是讓你昏睡，他們才好插呼吸內管。

病人都是因生命極度危險才會被插管，在如此危急，可能讓生命衰竭的情況下，你想想，醫護人員還有可能為你，慢慢說明、提醒，當你被插管後，將會有哪些情況嗎？

最重要的是，當你被插管，醒來後發現的第一件事，往往就是自己無法說話了，而且嘴巴被緊緊封住了。

你眼睛看不到四周，還有強力膠帶緊緊圈住你嘴巴周圍，那肯定是非常不舒服的，但因為也只有這樣牢固地黏住，你嘴巴內的呼吸內管才不會滑脫，這是醫護人員的標準作業的安全措施。

第二件大事，一旦你因呼吸衰竭被插管後，你會發現失去許多個人自由。除了不能下床，把屎、把尿時，你也都得躺在床上。

你以前所認為的隱私或習慣，都會蕩然無存，因為在這裡完全是交給醫護人員，並且完全依醫療標準的作業流程處理。

你每日最簡單的例行工作，例如刷牙、洗澡等，也無法自行處理。只要時間一到，護理人員就會替你刷牙、洗澡，這些都不管你喜不喜歡。

此外，當你被插入氣管內管後，鼻子也會多了另一條管子，叫鼻胃管。每天的飲食，就都從這管子灌入，這還不包括已被插入的尿管。

伯伯憤慨不平的質問

伯伯忽然問我：「為什麼要我死得如此痛苦？我簽了拒絕急救的同意書，卻還被插了一堆管子急救？」

我睜大雙眼看他，因為放眼眼前的醫療行為，都是如此搶救生命的呀，而這是我第一次明明把病人救活了，病人卻如此埋怨地問我。

我呆住了。心想：「醫療真的是如此嗎？」

只見伯伯憤慨不平地說：「你們按醫療常規搶救生命，但有把病人的感受放入常規嗎？」

我又傻住了。

因為在急救時，我們醫護人員真的是不會一邊做心肺復甦術，一邊問病人感受如何，而我們口口聲聲說要以病人為中心，然而一旦病患病危了，或無力做決定時，我們就開始犯了以病患家人和醫療人員為中心的通病了。

直到今天，我才驚覺，原來這醫療的中心，是隨病情在改變的。

其實，病人真的很可憐。當你的意識清楚時，你簽了拒絕急救的同意書，只盼望萬一到了生命終點，可以善終而走，但醫療現場的狀況，卻往往不是如此。

曾經有病患的家人告訴我：「我以為每個人要過世時，都還能和家人彼此互看一眼，說幾句話，然後才會閉上眼睛過世。」

但殘酷的現實是，一旦病患有生命危險時，病患家人的壓力、情緒都是不安的。於是，理智的抉擇，似乎也不存在了。

病患的家人心裡只有不知所措，一旦聽到有人問：「要不要急救？」

答案當然是：「當然要啊！」

其實，只要去問問曾經經歷過的家屬，就會知道家屬當下心情非常慌亂，根本沒有淡定可言。

更何況，**大部分的家人也都不清楚，真實的急救措施是什麼，而病人在經歷急救後，會有哪些不舒服。**

大家常會想，這些醫護人員不是以病人為中心嗎？怎麼會不尊重病人已簽了拒絕急救的同意書，卻還在急救？

其實醫護人員都了解醫療法的規定，「醫療機構實施侵入性檢查、治療或手術，應向病人或（請注意『或』這個字）其法定代理人、配偶、親屬或關係人說明原因、成功率……並經其（請注意『其』這個字）同意，簽具同意書後，始得為之。」也就是說，法定代理人、配偶、親屬等被告知的權利，和病患權利是相等的。

更何況，若病人陷入昏迷時，醫師怎麼能不再向家人詢問，「他已有簽拒絕急救的同意書，你們還要急救嗎？」

所以**在醫療現場，掌控是否接受醫師處置的最後決定權，不是在昏迷或已經病重、奄奄一息的患者自己，而是在法律規定「其」**裡面的任何人。

任何的醫師都知道，如果沒有這樣做，**當患者的病情結果沒有達成家人的「理想」時，最可能會控告他們的，絕對是這些活著的家屬，而不是患者。**

很自然而然地，請想像一下，如果你是醫護人員，你也會選擇守法，且安全、保護自己的方式處理，但病患的意願呢？病患的感受呢？

就像孫伯伯雖然被救活了，但他非常不高興。只是，又有誰會理他呢？

何時把善終權還給病患自己？

其實，孫伯伯更不高興的還在後頭。

三個月後，他因心肺停止，送來急診，依舊被插管，送入加護病房。

這次伯伯沒有使用鎮定劑，便已陷入深度昏迷、叫不醒了。

一早巡房，我靠近他，聽診，只見伯伯原本雙眼已緊閉，卻忽然張大眼睛瞪我，然後眼球往上吊，全身都在抽筋。

護理師說：「主任，你看，他忽然間睜眼瞪你，好像還在憤慨不平，為什麼自己已簽拒絕急救的同意書，卻又一直被急救。是嗎？」

我搖搖點，又點點頭。

我同意護理師所說的，伯伯心裡一定很不平，但我也知道伯伯的症狀是腦部因缺氧、受傷而導致癲癇發作。不過，我也知道這次伯伯將永遠醒不過來了，所以囑咐給一些抗癲癇藥物處置。

我問兒子：「你爸爸不是已經強烈表達拒絕急救了嗎？」

兒子回我：「知道呀！可是上次就是因為插管活下來了，家人認為這次只要跟上次一樣插管，就應該也可以活下來。」

唉，我再次看到了，我們這些活著且意識清楚的家人和醫護人員，總以「自己以為」的想法，去決定病患想要善終的一切。

之前報紙報導「國內預立安寧緩和醫療意願的人數約二十萬人，但實際上每年可以得到善終的卻只有近萬人。換句話說，即使簽署了DNR的病患中，有百分之九十五的人『好死』的願望並未達成。」我看了不會驚訝，因為最終的善終權利，不是在病患手上，而是在醫護人員，以及更重要的是，最後做決定的是病患身邊的家人或任何人。

何時把善終權還給病患自己，而不是讓其他人拿走？除了修法，還有更重要的事，要了解，**善終來自於人性**。

違反了人性，是不舒服、不合理的，那也會讓家人，包括你自己，永遠得不到善終的，不是嗎？

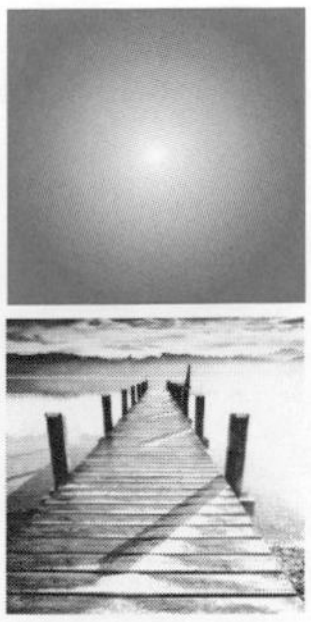

我能進去多看她一眼嗎？

她先生聽完後，反而問我：「沒能讓她活下來，為什麼還要做那麼多？」

不知怎的，我上班的辦公室，常被安排在加護病房走廊最末端的角落。我的助理常說她在陰冷的角落上班。

我笑說：「有那麼嚴重嗎？」

助理回答：「有呀，每天看到長長的走廊，冷冰冰的，連夏天也如此。」

這讓我想起好多年前的夏天。

那天，一大早上班時，在我辦公室的走廊，我發現一個年輕人正跪在窗口，對著上天禱告。

我低頭看錶，才早上六點而已。年輕人聽到我的腳步聲，就站了起來，轉身過來。

當夏天的陽光從窗口強烈照進走廊時，我看到的不是走廊上的光亮，而是年輕人的眼淚。

當年輕人轉頭，眼淚輕輕從臉頰上墜落，瞬間在陽光下晶瑩閃爍。

我沒多想，因為我得趕緊進入加護病房看一名病患。

聽說全身都在出血中，走到那名病患身邊，發現她已昏迷。

珍惜百分之一的存活率

團隊向我報告：「女性，二十六歲，過去有紅斑性狼瘡。她在家中大咳血，被先生送到急診室。在急診時持續大量出血，無法呼吸，被緊急插入呼吸管。抽血，發現血小板過低，全身功能凝血不良，全身正到處出血。（全身出血？我看她確實全身瘀青、血斑點點，這真的是全身凝血不足的痕跡。）來到加護病房，她已昏迷……」

我心想不妙，馬上下達指令，緊急做腦部電腦斷層掃描，以及使用大量的類固醇治療。

我表明要找她家人。

結果走進來的是一個年輕人，也就是剛才那個在走廊上的年輕人。

他一看到我，就焦急地問：「她有救嗎？」

我只能依醫學判斷說明：「這是紅斑性狼瘡嚴重的併發症，合併有肺部大量咳血，死亡率是百分之五十。她又併有感染，死亡率是百分之八十五，而且……」

我倒吸了一口氣。因為再說下去，死亡率已超過百分之九十五以上。

唉，那不到百分之五的存活率，我該怎麼搶救？我心寒了，因為我剛剛看到腦部電腦斷層的掃描結果，知道腦部也已在出血。

我知道搶救她生命的機會渺茫。除非有奇蹟，不然誰都救不了，但是身為重症專科醫師，住在加護病房的那些病危的病人也幾乎都是高死亡率，而她才二十六歲，能不救嗎？

若我不珍惜那百分之一的存活率，誰來珍惜呢？

我決定召開跨科部會的搶救會議，找來神經科、腎臟科、感染科、風濕免疫科和血液科，但開會的專家們只得出一個結論：「沒太大希望，別救她了。」

眾多家屬，難有共識

我沉重地走出會議室，再走向另一個小會議室，因為病人的先生正等著我。

我一走入會議室，就向他說明治療計畫，除了大量高劑量的類固醇，另外，會加上免疫抑制劑或細胞毒殺藥物（cytotoxic agents），因為全身性紅斑狼瘡可以侵犯身體的任何一個器官，而侵犯腎臟很常發生。

最後，我對先生說：「目前，你太太除了肺出血、腦出血，還有腸胃出血和血尿。對於這麼嚴重的紅斑性狼瘡，我們還會做血漿置換術……然而即使這些都做完，也不保證她能活下來。」

她先生聽完後，反問我：「沒能讓她活下來，為什麼還要做那麼多？」

病人的媽媽卻突然說：「我們堅持要救到底，你一定要救她……無論自費、花多少錢……我們都可以……」說完，她已經淚流滿面。

其實家人忽然生重病，大家都是驚慌失措，有時候甚至意見完全不一樣。

只見病人的先生站起來說：「媽媽，我十六歲就認識她。她曾交待，如果有一天，因為生病，她醒不過來，不要救她。」

只見媽媽驚訝地問：「她會醒不過來嗎？她會醒不過來嗎？……」

我點點頭。因為同樣的問題，剛剛才問過神經科醫師。

「可是我只有一個女兒、一個女兒呀！」

我誠懇地跟媽媽說：「這種堅持救到底，我常遇到，問題是無法救活呀，或即使救活後，也會成為植物人。她是完全符合這兩種結果的其中一種。」

我明白地表達我的想法，但看來一時之間，他們家屬很難有共識。

不放棄與與家屬溝通

加護病房其實很殘酷，無法等待家人太久。

如果遇到家人對於病患的善終沒有達成共識，醫護人員就會傾全力，依照每一個標準作業流程，搶救病患，直到心跳停止。

當病人的家人很焦慮，卻又各持意見、猶豫不決，這些都會使病患直到過世，都受盡痛苦、折磨。

但我們不願放棄，我們一再找機會，與病人家人溝通。

我再度召集病人的所有家人聚在一起，我準備對他們說明病人不樂觀的病情。病患的家人這次來了近十人。

你一句，他一句地說：「太年輕了，我們要救她。即使只有百分之一的存活機會。醫師，我們都要她活下來……」「無論花多少錢，我們都能接受……」「醫師，拜託你想想辦法……」

其實我知道無常來得太快了，所以他們因為焦慮、恐懼，腦袋都是一片混亂。但我卻看到病人的先生始終不發一語，他被這群情緒激動的家人冷落在一旁。我想聽他的意見，但他才一開口說：「不要急救她，雖然我很不捨……」卻馬上被其他家人斥責：「你怎麼可以這樣草率……」「你不愛她了嗎……」

唉，看著他被家人圍堵，我很感慨。

這家人完全不了解他們在失去理性下所做的決定，是會讓病患隨時受到急救的壓迫與摧殘。

儘管這些人都是病患的父母、叔叔、兄姊和舅舅們，他們都是長輩，都是成年人了，每個人都說得理直氣壯，每個人也都認為自己是對的。

我知道這一家人的溝通模式有待加強，他們好像誰都不聽誰的。

遇到這樣的情況，醫療人員其實很難為。雖然我們已經不斷對家人說：「你們再好好討論看看……」

可是他們已經討論快八個小時了，仍然沒有結論。

醫師狂奔急診室

隨著時間愈來愈晚、夜愈來愈深，病人的情況也愈來愈不好。

讓家屬進來探視，他們依舊哭哭啼啼了一陣子。

我又再度解釋病情，並對他們說：「如果可以，你們能有人去簽放棄急救同意書嗎？」

沒想到，家屬們開始相互推來推去，沒有人願意簽。

他們最後推給病人的先生，但先生此時已經哭成淚人。

他跪在床邊，情緒無法控制。

我讓家屬們先出去，沒想到家屬們才出去沒多久，病人的監視器隨即響起，原來病人的心跳已經剩下四十幾了。

護理師問：「唉，心跳只剩四十幾了。家屬要帶回去嗎？」

「家屬還在討論耶……」

學姊代替護理師回答。

「怎麼還在討論呢？也許待會兒就沒了心跳……」

四十幾的心跳要變成水平線是很快的，病人的病情至此已經幾乎踩在死亡線上。

若家屬真的想要留一口氣帶回家，必須盡快決定啊！

是啊，我直接請他們帶病人回去吧。

正想出去找家屬，才知道病人的先生因為傷心過度昏倒了，被送去急診室，於是我對大家說：「目前病人的心跳隨時會停止，是不是就讓病人回家休息？」

沒想到，大家竟又推給先生，對我說：「病人的先生目前不在，不能做決定。可不可以急救到她先生回來？」

這下，換我真要暈倒了。之前，他們大聲發表自己的意見，各執一詞，也不讓先生做決定，現在病人的先生不舒服，他們卻又全推給病人的先生了，甚至說：「只要她先生一個人決定就好了。」

唉，大家都是病人的長輩啊，加起來也都是好幾百歲的人了，為什麼會如此處理家人的病痛與生死呢？

我只好告訴護理師們，我要去急診室將病人的先生找回來。

護理師疑惑地問我：「主任，你為什麼要親自去急診室，叫病人的家人把他帶回來呀。」

我小聲說：「妳認為他們會有效率嗎？」

護理師回答：「好，我知道了，我們隨時準備急救。主任，快去快回。」

丈夫令人鼻酸的請求

我交待完急救的事後，就奔向急診室了。

在急診室，我很快找到她先生。我直接說：「妳太太心跳已經快停止，是不是可以停止急救，帶她回家？所有家人都在等你簽放棄急救的同意書，如果沒有簽同意書，我們的團隊就一定會依標準作業流程，持續急救下去……」

表情沉痛的先生只表達了最後的願望，他說：「我能進去多看她一眼嗎？……」

在這當中，加護病房仍然得不到家人的任何決定，由於病患的心跳很快停止了，打了藥，沒半點反應，心外按摩也無法在心電圖上壓出波形，於是只好推出人工急救機器（thumper），全自動的CPR過程就此展開，想要壓多久有多久。

所有的急救在機器的運作下，全化成了節拍分明的聲響。

規律的五拍後給一口氣，動作像極敲打爵士鼓，都都都都鏘，都都都都鏘……如此繼續……

幸好，後來病人的先生決定不讓我急救，其他家人也沒人敢有意見。

心寒的急救聲

其實，只要聽到人工急救機器所發出的規律聲音，每個人都一定會心寒的。尤其又看到親人躺在床上，被無情地一直壓迫，然後血一直冒出來，這可是多麼殘酷的情況啊！

有時候，甚至當醫師已經告訴家人，病人活不了，或叫家人要有最壞的心理準備時，家人卻還聽不懂，反而還會說：「你們又沒有告訴我，我媽會死，只有說不好而已……」結果醫護人員只好依照所有很殘酷的急救程序，在病人身上實施了一遍又一遍。

有一次，還被後來較晚到的家人（因為其他家人堅持要等他回來）生氣的指責：「怎麼可以一直急救我爸？害他胸前一片瘀青……」

如果一名病人不想身體受盡痛苦、破壞，那麼，可能就必須事先找各種機會和家人討論、溝通。

只是當大家都只在乎表達，並堅持自己的想法時，有時被犧牲的，竟是摯愛家人的尊嚴，值得嗎？

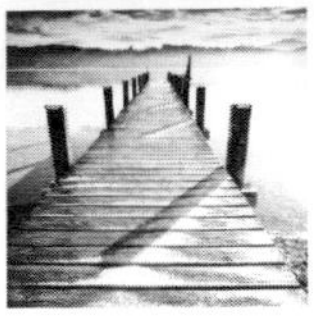

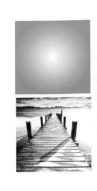

一路救到底？

陳太太竟然說：「快去叫醫師來插管。我先生並沒有放棄急救，所以一定要救到底。」

當陳伯伯來到我門診時，我一開始確實有點嚇到了，因為他是一位名人。

後來我才了解，陳伯伯不但用英文名字掛號，更沒有預先通知院方，只因為想低調。

陳伯伯戴著口罩過來，要不是他把口罩拿下，我確實也認不出是他。

他手邊帶來一堆資料，要我參考。

我仔細看了這些資料，知道他是因為肺癌來找我，雖然已經在某醫學中心開刀，但是在術後，醫生發現淋巴結有多處轉移，需要化療處理，所以陳伯伯想來聽聽我的意見。

我對他說：「因為已經是晚期肺癌，所以如果條件符合，我們也許要做標靶藥物治療。」

陳伯伯馬上問：「什麼是標靶藥物？和一般的化學治療，又有什麼不一樣？」

果然是大老闆，一開口就問到重點。那時台灣才剛開始引進標靶藥物，所以是屬於自費，但以陳伯伯的財力是可以應付的。

站在陳伯伯身旁的陳太太，也戴著口罩。

她問：「我們可以在台北拿藥、做治療嗎？」

我說：「當然可以。」

只見陳伯伯沉默一下，我也停頓了。

陳伯伯知道我在等他說話，他從低頭沉思中回過神來，抬頭看我，苦笑，搖頭說：「對不起，人一旦生重病，思慮就變多了。看來，我還不習慣和此病共處。只是忽然想起我爸媽兩個老人家住在台中，我還沒有讓他們知道我的病，但我忽然又很想珍惜和他們兩老相處的時間……」

「我看過你最近的分享，你介紹了一本書，《第8個習慣——從成功到卓越》，提到任何人都擁有自己的心聲，但需要重新檢視生命，才能找到自己的心聲……」

陳伯伯很專注地聽我說，但忽然間，開始以懺悔的表情看著我：「黃醫師比我更投入在我說過的。沒錯，依循自己的心聲，才能夠讓自己安心，黃醫師，謝謝你提醒了我。」

即使簽了DNR，仍需與家人溝通

就這樣，陳伯伯和他太太成了我的門診常客。我們常常一起分享生活。

有一天，他太太沒陪同，他提到自己想了解「拒絕心肺復甦術」，於是我將DNR介紹一遍。

他迷惑看著我，問：「我現在就可以簽嗎？」

我點頭：「可以。但**最好和家人先商量，達成共識，才不會只有你一個人知道，其他人都不知道，到時候，大家意見都不同，醫護人員想拒絕急救，也會有困**

難的。」

陳伯伯說：「那麼，也就是我即使簽好了，到最後，也可能會被急救？」

我點頭。

陳伯伯問：「為什麼？」

「因為人到瀕死狀態時，會失去意識和昏迷，像陳伯伯你是很有社會地位的人，會有人捨不得你離開，再加上恐懼、焦慮等壓力，常常會促成旁人，也就是一群意識很清楚，但可能在恐懼和焦慮下，同意急救的家人。」

陳先生若有所悟，「這就很奇妙了，當我的主管一旦做好決定了，我幾乎不會推翻他們的決定，因為我相信，也尊重他們，但人在病倒的最後時刻或之前未生病時所做的決定，卻是可以被一群人推翻，而這群人卻是家人。那麼，那些家人平常的相信和尊重呢？」

我同意陳先生所說：「所以，**平常就需要多和家人討論生死**。久了，就會有很好的共識。你的團隊不也是一再討論、溝通，才會有共識產生，之後，大家也才能放心去執行嗎？」

「其實，**我們每個人都應該把死亡當作一件人生大事，一再討論**才對。」

我點頭。

陳先生很高興地說：「那麼，我回去跟太太好好討論一下。畢竟我們沒有子女，是需要提早，好好規劃一切了……」

由於陳先生的肺癌控制得很好，所以他比一般人預期的壽命活得更長。

我對他說，這是樂善好施下的恩報。

經過一段很長的時間，也許是年歲太大了，再加上陳先生年輕時在商場上愛抽菸，本身早已是慢性阻塞性肺病，其實不用肺癌，光這疾病，也會使他愈來愈喘，所以，他常後悔年輕時抽菸，而等到年老時，慢性阻塞性肺病更讓他活動能力減退。

陳先生忍不住自嘆：「難治的肺癌我都度過了，但這肺病卻糾纏不休。人生啊，早知道就不抽菸，人生也就不會有那麼多後悔了。」

隨著這不可逆的疾病一直惡化，在病情愈來愈加重時，我又勸陳先生簽「不施行心肺復甦術同意書」（DNR）。但他心裡很猶豫，所以始終沒有簽。

後來，他告訴我，他想再聽聽太太的意見。

當然，夫妻一旦知道彼此要生離死別，心裡必定都非常悲痛，但陳先生已經嚴重到連坐在床上都會喘。

陳先生遲遲無法決定，但又很矛盾地一再表示：「我不希望痛苦而死。」

不可思議的決定

一星期後，某個假日，陳先生忽然變得很喘，而且意識不清楚，正當護士要再叫醒陳先生時，一旁的陳太太竟然做出很不可思議的決定，那是大家都想不到的。她竟然說：「不用叫了，快去叫醫師來插管。我先生並沒有放棄急救，所以一定要救到底。」

護士不敢怠慢，馬上啟動急救警訊。之後來了一堆醫護人員，他們緊急替陳先生插入呼吸內管。陳先生的四肢就被安全約束綁住，並送入加護病房。

我很好奇，為什麼陳太太一再強調要積極搶救陳伯伯的生命，並堅決不放棄任何一線希望？

我知道以陳先生的病情發展，一旦插管，從此幾乎不可能有機會拔管，脫離呼吸器。

那麼，為什麼陳伯伯的末期肺病已如此嚴重，陳太太卻竟然還很冷靜且快速地做出插管決定？

一早，我去看陳伯伯。

護理師跟我說：「昨晚血壓只有七十左右，一直沒有醒過來……」

檢查後，我們告訴陳伯伯的家人，陳伯伯正出現多重器官衰竭，加護病房主任和所有醫師也都認為陳伯伯可能這幾天會過世。

只是大家的心裡也一直很納悶，為何陳伯伯至今還沒簽DNR，之前不是已經和他討論很多次了嗎？

很快的，陳太太來了。我心裡非常不想這一位我所尊重的人，慘死在殘酷的急救下，但我也很怕陳伯伯會被醫護團隊執行CPR，於是，我爭取時間，直接說：

「妳先生現在的凝血功能不佳，到處瘀青、出血。若再經我們急救，在胸腔壓迫下，必定七孔流血。我不忍心看他在生命的最後一刻，卻如此受折磨與痛苦。

「因為陳伯伯在之前意識清楚時，無論是在妳面前，或在我面前，都已表達過不想痛苦死去的想法，不過他目前因為昏迷，已經無法簽DNR，經過我們團隊討論，妳先生可能這幾天會離開人世，我們來協助他有尊嚴地離開。妳現在可以協助陳伯伯簽DNR，以免他在生命的最後一刻還在受苦。好嗎？」

但好奇怪啊，陳太太的臉上怎麼都沒有任何悲傷呢？

當初那生離死別的悲傷呢？一般人對家人的不捨、焦慮、傷心……她卻都沒有。

這舉動太違反陳太太之前的行為了，實在是太怪，但在確定陳太太已簽好DNR後，我因還有門診，就先離開了。

在看門診時，社工師忽然打電話來說，陳太太正在她那兒，需要我去協助，而且我非去不可。

枕邊人的泣訴

我走入關懷室，只見陳太太淚流成河地泣訴：「我和他結婚五十五年，沒有子女，我的青春、我的一生都奉獻給這個家。年輕時，我們一起打拚，生意失敗了，一起熬過，好不容易有了積蓄，我們也有了好幾棟房子和土地。他上週住院時，給我看他的遺囑，他竟把所有的不動產都給了他年邁的父母。我一筆都沒有，我不服，我很不服氣呀……」

唉，又是一個為了遺產，而強制要先生插管，讓另一半受盡痛苦的例子。

這其實是在加護病房很常見的。

部分富貴人家，只要財產分配不好，家人也許就會選擇急救，並一直強調救到底。有時候，真的是一點都不會對病人客氣或憐憫的。

最近才有一個子女因為擔心癌末的父親在財產手續未辦妥前就過世，所以堅持插管，急救到底。

人性很自私，當子女讓父母受盡苦痛、傷害，美其名是要搶救生命，但其實有時只是為了保護自己應得的財產、權益。

只是在這種狀況下，我們這些參與搶救生命的醫護人員，竟是無法拒絕搶救生命。

原來，醫護人員愛病人的生命，但家人愛病人的財產，最後，這些家人卻可以要求醫護人員搶救生命，而這一切都是不違法，很諷刺吧？

甚至還聽過有個富貴人家被急救已經超過三十分鐘了，卻還被家人堅持急救到底，只因為病人還有遺產糾紛，未得到解決。

急救的真相

當醫療人員急救到沒有力氣，就會推出人工急救機器，全自動的CPR過程就此展開，想要壓多久就多久。

我印象最久的一次，甚至在病人身上已經開始呈現屍斑了，但家人還不放棄，連醫院的高官都仍在跟病人的大哥說：「目前仍在急救中……」

沒有人要說出真相，因為沒有人願意承擔那龐大的遺產糾紛，所以一直重複：

「還在急救……還在急救……」

唉，那時我只是一個小醫師，看到那個富貴人家躺在床上，意識昏迷、雙眼闔閉、四肢癱瘓，胸部的輪廓隨著人工急救機器一直起起伏伏，三種升壓劑和強心劑同時使用。

此時病人儼然只是一個「大物」，任由機器強制壓縮，不時還傳來胸部肋骨斷掉的聲音，偶爾還有血從鼻腔和嘴角流出，鼻胃管中的血液也引流而出。

這種過世情況，真的很淒慘、很不堪，但難道一切只因為財產還沒分配好，再加上大小老婆、子女們都各有意見？

無法看這麼殘忍的事發生

此時，陳太太已經整個人趴向社工師。

她啜泣了好久，並不時搥打桌子。

我在現場，真的可以強烈感受到陳太太心裡的那股不服氣。

陳太太的拳頭都已經搥到破皮、流血了，還不叫痛，可知道當下，她豈止是不服氣，更是深深的氣憤。

死亡就是要不停地練習面對，因為誰都逃不過。
不過，這一生什麼最難練習？也是死亡。

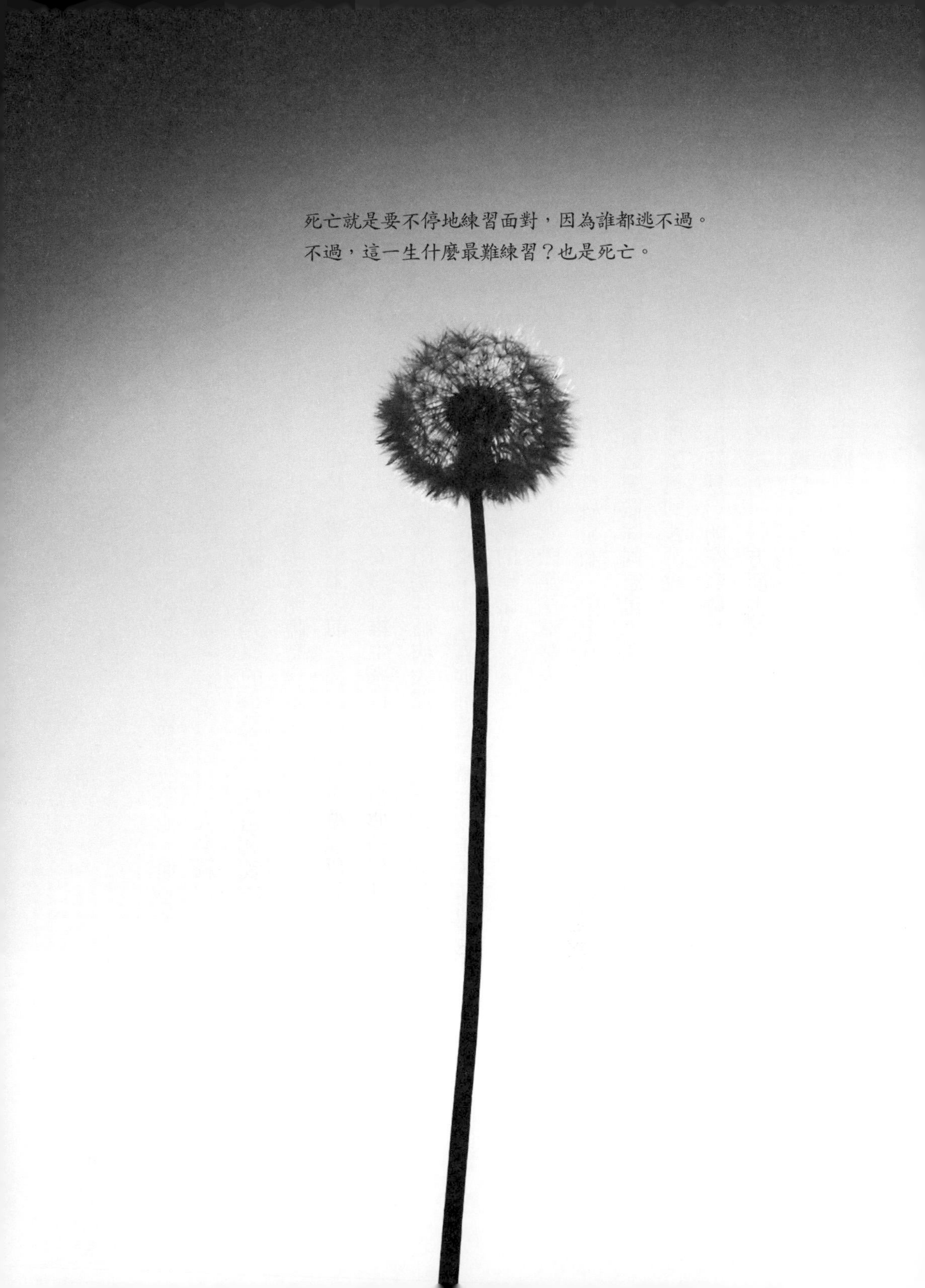

陳太太繼續說：「前天，我好不容易才說服他。他心動了，說要修改遺囑。誰知來不及了。我好心痛，好心痛……」

可是，我真的不能讓這麼殘忍的事發生，於是，我決定，一、找病人的父母開家庭會議；二、找安寧團隊開臨時會議。

在陳伯伯的父母還沒來之前，我已找上安寧團隊醫師和醫療倫理委員醫師。

我對他們說：「我要撤除維生系統。」並請他們認真考慮。

由於陳先生是慢性阻塞性肺病末期，且經過我們團隊的醫師們確定生命危在旦夕，即使今天僥倖救回來，也是長期插管，躺在床上，所以我才向安寧緩和團隊醫師，提出撤離維生系統的建議。

我說「此病人的意識無法清楚表達意願，也由他的太太簽下DNR，同時經過貴團隊兩位以上的專科醫師，確定為末期病人，是可以考慮撤離維生系統，但是**仍舊要由一名家屬簽署撤除同意書，即使對方已經簽署過DNR。**」

醫療倫理委員的醫師說：「但是確切的撤除時機，還是應該由醫療團隊與家屬共同討論，最好是召開家庭會議，共同討論撤除的利與弊，以及後續的照顧。一方面減輕家屬的壓力，一方面也讓家屬明瞭，**撤除是為了病人的舒適，而不是加速死亡，讓日後無遺憾。**」

陳伯伯年邁的父母來了，陳伯伯之前委託的律師也一同來了，家庭會議隨即展開。

我向大家解釋陳伯伯的病情，以及不樂觀的狀況。

陳伯伯的父母很傷心，但很理性。

他們說：「兒子之前回家跟我們提過好多次，如果救不了了，就不要救他，而如果救回他，依舊是植物人，也千萬不要救他……」

兩位老人家說著說著，淚流不停。

淚崩的一封信

會議室很安靜，因為大家都知道兩位老人家說話不大聲，所以靜靜聽他們說。

忽然之間，有人發出很大的啜泣聲，所有人都不約而同看過去。

原來是陳太太。

難道她心裡仍然充滿不平與埋怨嗎？怎麼辦？社工人員立即向律師和陳伯伯的父母表達陳太太的憂憤心情。

律師聽完後，微笑地站了起來。

他拿出一封信，遞給陳太太。

同時對陳太太說：「陳先生之前有交待，若陳太太對之後的財產分配有意見或誤解，就要我把他寫的這封信交給妳。」

只見陳太太一邊讀信，頭一直微搖。她的眼淚也滴滴答答落下，一直到她手愈來愈抖，最後整個人趴在身旁的社工師肩上，猛哭、猛喊：「親愛的，親愛的，為什麼？為什麼會如此？我不要！我不要……嗚嗚……」

我嚇到了。陳太太不是早已經知道財產不是在自己名下，為什麼還如此激動呢？

律師拿起她掉在地上的信紙給我看。

我才了解，原來陳伯伯把所有的財產安排給父母，是因為感謝父母將他生下，但他卻比父母先離開人世，所以才想盡最大的謝意，將財產規劃給父母。

但他又了解父母年事已高，無法處理集團的大小事，於是，希望分文未得的太太，能代他持續執行。待父母雙亡，就可由太太全權處理。

原來陳太太只知道財產的繼承人不是她，就很生氣，就不理陳伯伯。

陳太太一心想的就是自己怎麼如此不幸，也非常氣憤，氣憤到一直想把繼承人改為自己。

人呀，只要一氣憤，就往往看不清事實真相。

我知道此時的陳太太不是悲傷，是懺悔，而且是痛徹心扉的懺悔，我也是第一次聽到如此嘶心裂肺的懺悔哭聲。

只見兩個老人家起身，他們走到媳婦身旁，拍拍她肩膀，對她說：「沒關係，我們一起再走下去，我兒才會放心呀！」

媳婦抱住兩老，哭著說：「我讓你們兒子受苦了……」

尊重病人的想法

現場大家都不知如何開口，我為了不讓陳先生繼續痛苦下去，趁此說：「那就讓我們坐下來好好討論，如何不讓陳先生繼續受苦。好嗎？」

我對他們說：「因為陳伯伯不只對我說過，他不要受苦，他也和家人說過不要受苦。更何況，陳伯伯這幾年除了肺癌，也受愈來愈嚴重的慢性阻塞性肺病影響。他這幾年，只能躺在床上使用氧氣，至今病情惡化嚴重，甚至昏迷不醒。我們計劃讓他撤離維生系統，雖然陳太太已經簽了DNR，但仍需要簽另外一份撤離同意書。」

我的目的，只是希望陳伯伯來得及有個善終安排。

其實，在我的內心，我真的很不希望他像那些富貴人家一樣，死撐活撐著身體，一直到最後。畢竟，他對社會做了許多善事，我希望在他生命的最後能擁有善終。

陳伯伯之後的撤離維生系統很順利，他也沒有掙扎的離開了我們。

三個關鍵，一個都不能少

事後，和護理師談到這位陳伯伯。

「主任，我之前的醫院遇到富貴人家或大官沒有簽DNR，就是一路救到底，才不管可不可以善終。畢竟這些富貴人家或是達官貴人都有社會責任。」

我搖頭，說：「社會責任？不是只有有名望的人才有啊！我們每個人也都有社會責任，以我為例，我的社會責任就是搶救可以搶救的生命，尊重生命的終點，讓他們都能善終。若以為有錢、有權有勢的人，才有社會責任，這是錯誤的啊！」

「主任，我們一方面搶救生命，一方面又給予善終，就像之前主任提過，一般人一方面要簽好DNR，另一方面，也得簽好遺囑，只有雙管齊下，才能獲得真正的善終，是嗎？」

「我們大家都以為自己的子孫很乖、很孝順，不至於會為了財產而鬩牆，但從陳太太的例子來看，就可以知道**即使遺囑預立好了，如果家人之間沒有好好溝通，也是枉然**。

「我們又常常以為最親近的人，就是最了解我們的人，但溝通就是要把心裡想說的，清楚又具體地說出來，而不是放在心底不說。以為不忍心說出來，是愛對方，殊不知，**沒有說出來的溝通，才是不良的溝通**。」

護理師回應：「主任，你之前提過，我們不習慣寫遺囑或立遺囑，因為，第一、大家都認為自己不會那麼快死，至少眼前的孩子也很乖巧，所以為什麼要寫遺囑？第二、寫遺囑好像是預言自己快死了，對這些有錢有權的人來說，更是很不吉利的。第三、即使立了遺囑，富貴、有名望的人也會偷偷一個人預立，不想給其他家人知道，就像陳伯伯。可是陳伯伯在沒有病危時，不是已經討論過DNR和立好遺囑了嗎？還是因為他事前沒有先和陳太太溝通好？」

我回答：「陳伯伯只是疏忽在自己的兩個行為上。」

「哪兩個行為？」

「人在面對生離死別時，都會不忍心的。陳伯伯的不忍心，就包括了不忍心向太太吐露實情，以及不忍心自己簽下DNR，而這就衍生出他的第二個行為，也就是拖延，這拖延就導致最後來不及簽DNR，也來不及和太太說明遺囑的緣由，使最親密的人彼此產生誤解。」

護理師說：「有錢有權的人更需要的，不只是簽好DNR，也要立好遺囑，以及最重要的，做好足夠時間的良好溝通。」

我點頭：「確實，一個也不可少啊！」

連醫師都於心不忍

那一天，我被病房緊急會診，因為有個有錢有權的人的母親病情不好，要我去找她兒子，同時是某集團的總裁。

我告訴他，他母親有需要，會轉入加護病房。

豈知，我的請求被拒絕了。

只見他毫不客氣，以他的權勢下達指令，要求即刻轉院，即使他的年邁母親已經病危。

其實，這種有權勢人家展開的權威，並不會使母親的病況轉好，甚至死前，可能還會受盡各種摧殘，以及痛苦的急救措施，才會結束生命。

有時，當這些有權有勢的人讓自己的親人，被急救壓胸、電擊、插管，我們會將急救後的殘酷場面，呈現給這些有權有勢的家人看，而這些家人在那一刻，也才會懂得要放棄。

但若進行到那樣的程度，我真的是於心不忍呀！

可是，現在動不動就要告醫師的糾紛太多了。對於有權有勢的人家，醫師們只好採取保護自己的策略，一切依循冰冷機器和冷酷的SOP（標準作業流程），並持續進行到底線，因為萬一有哪個程序沒有做到，會賠不起他們所控訴的賠償金呀！

社會好殘酷，但或許我們更有義務教育這些人：富貴，不能克服病重，也無法阻擋死亡，而迴避病重，不會使人更富貴。

至於逃避面對死亡，古今中外，更沒有人逃得過，但是不懂尊重死神敲起的喪鐘，無論對自己或家人，都是很難善終的啊！

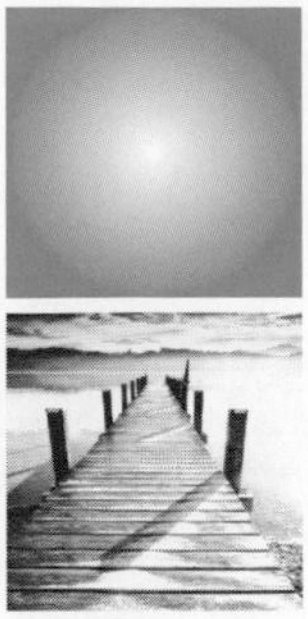

眼角的一滴淚

工作人員要把伯伯生前最愛播放的音樂切斷，我說：「讓整首唱完……」

有一次，我去某飯店演講，不經意走過另一個演講場地，場外大大寫著「善終的生命」。

原本，我看了一眼就要走過，但卻被演講者的聲音吸引住了。

因為那聲音很熟悉，且正好提到：「善終，不是在生命結束時，才是善終……」

我於是停下腳步，想看看演講的人是誰。

一看，原來是陳伯伯。他正在分享他生病的經歷，以及如何安排自己的善終生活。

在場的人都很安靜地聽他說，因為他正用柔弱細小，且斷斷續續的聲音說話。

有時句子是不完整的，我知道這和他的疾病有關。

情深的老夫妻

我還記得幾年前，和他的第一次見面。

他三年前第一次來門診，說他是一名琴師，但已快一年，他不再彈琴了，因為他總覺得體力不佳，人容易疲憊。

他自己下了結論：「可能是年齡大了吧！」

年紀大？我心想不可能呀，才六十二歲，比他年齡大的，我這裡多的是，但卻見他搖頭苦笑。

「那你為什麼來看我？」

他竟笑笑說：「我只是帶老伴來看神經內科門診，就想也來看看你，因為胸悶和吸不到氣，我已看了好多位醫師，但都似乎沒效。」

老伴？我看了他身旁的太太。

他太太彎著身軀，坐在輪椅上，用她抖動的手，嘗試著在拉先生的手。她臉色呆滯，眼神空動，木訥無語。

伯伯看我在看婆婆，就說：「她患有早發性的帕金森氏症，身體不管是肢體動作、或智力，醫師都說在退化中。本來可以走路，但她現在連走路都慢吞吞的，所以現在大部分的時間都坐在輪椅上了。我說話時，她都似懂非懂看著我，我也不知道她是否聽懂。唉，只好帶她到處看醫師，也許是這樣，我才感覺自己的身體也愈來愈不行囉。」

我笑笑說：「感謝你對婆婆的用心，只是自己的身體，也得照顧好呀！來，我來檢查一下身體。」

「消失」的陳伯伯

我就幫伯伯照張胸部X光。

當胸部X光呈現在我眼前，我看了，就問他：「你以前從事哪種行業？」

只見他笑著說：「黃醫師，果然是內行人。我以前在沙塵工廠上班。怎麼樣？我肺裡頭很多灰塵吧？」

我苦笑了一下說：「陳伯伯，你這是肺塵病，也叫塵肺病，又稱為黑肺症或矽肺病，全名叫肺塵埃沉著病，是一種肺部纖維化疾病。這通常是長期處於充滿塵埃的場所所產生的，就像伯伯以前在沙塵工廠上班，因吸入大量的灰塵，導致末梢支氣管下的肺泡積存灰塵，一段時間後，肺內發生變化，形成纖維化病灶。」

伯伯問：「我一直疑惑……」

「疑惑什麼呢？」

「如果那是像你們醫師說的，因大量吸入灰塵，所以產生纖維化病灶，那麼，為什麼我以前年輕時都沒什麼症狀，直到最近才有呢？」

「這種病是逐漸發展的疾病。在疾病未發作前，一般患者是完全沒有不舒服的現象，但隨著疾病的長期發展，也因吸入的塵埃，堆積於肺內，影響空氣的交換，所以才會逐漸顯露病徵。初期，患者只會出現咳嗽、咳痰等呼吸系統的疾病，但若病情繼續惡化，就會發生呼吸困難、全身倦怠、衰弱、貧血等，所以你現在是初期，我會安排肺功能檢查，看看功能是否有障礙。你下次回診，再來看報告。」

但從那時候起，我就再沒有看過陳伯伯了。

肋骨斷三根

直到上個月早上，我經過加護病房，被一陣吵鬧聲吸引。那是一陣又一陣監視器的警告聲，大響特響。

這其實在加護病房很常見，所以那些受急重症專業訓練的加護病房的護士小姐，動作都超迅速。

我還未走到床邊，她們已進入非常戰鬥的位置及狀態，也就是電擊已貼在病患身上，兩片濕紗布已標示好要電擊的位置，因為她們已從生理監視器看到那是一種人體上最嚴重的心室性心律不整，且病患已無脈搏，所以準備以電擊急救。

看到我剛好走過來，那急救的醫師大大鬆了一口氣，對我說：「主任，來，給你發號施令！」我和團隊就這樣開始急救。

我耳邊同時有專科護理師正簡易報告病患的病史：「這是昨晚進來的新病患，女性，六十五歲，有帕金森氏病，長期門診用藥。這次因為意識不清送來急診，來時體重只有三十五公斤。檢查發現有電解質不平衡和兩側吸入性肺炎，所以給予抗生素治療……」

當我們將病患急救到恢復心跳、血壓，也照了胸部X光後，我回頭跟護理師說：「這名病患，因為這次胸部的心臟按摩急救，肋骨斷了三根！」

「主任，對不起，我壓得太大力了！」

我急忙回應：「唉呀，是她真的太瘦了，禁不起我們如此重裝備的急救。」

不過，我忽然說：「對了，剛才那心室性心律不整，有特殊的專有名詞，叫多型性心室心搏過速（Torsades de points），通常是電解質不平衡或藥物所引起。走，我們快速把這些矯正一下，再叫她家人進來。」

護理師不忍的說：「她好瘦喔，實在經不起我們的急救。」

過了不久，我看到她先生進來，原來是陳伯伯。

我好幾年沒看到他了，也才知道剛才我急救的是多年前坐在輪椅上，一直用抖動的手拉陳伯伯的陳太太。

老太太的盼望

陳伯伯似乎變瘦了。最令我意外的是，他是坐在輪椅上，還有氧氣筒在旁。一看到我，陳伯伯就說：「黃醫師，好久不見了。很抱歉，三年多了，我都一直沒有回來你的門診。因為從那天開始，我太太就不時一直指著桌上的台灣地圖。我原本以為她是隨便亂指的。直到有一天，我孫子把地圖轉向不同的方向，她卻還是指著同一個地點。

我才發現，原來我太太都一直指著台灣南方的某一個地點……也就是恆春。

「恆春？」我疑惑地看著他。

他點點頭，說：「那是我和她年輕時，相識、相戀的地方。我問她，要去那裡嗎？她點頭。我才知道原來她想到那裡。於是，我就和她搬到那裡，同時，也在附近就醫，這也包括了我的老毛病。這三年多，我們都一直在那裡。起初，我常推著輪椅，跟她去海邊，看夕陽、看日出，但最後，我們也沒去了。」

「為什麼沒再去，恆春的海邊很美呀！」

陳伯伯無奈地說：「恆春的海邊很美是沒錯，但也要有體力才行啊。我到了這一年，體力因為自己的老毛病，我覺得自己也快不行了。唉，我連走路都覺得呼吸困難，又怎能有力氣，推坐輪椅的她。漸漸的，在家的日子多了，但其實我也知道，是我們兩人的日子不多了。前幾天，趁孫子結婚的機會，我就帶她回台中。誰知道她這兩天很喘，我不敢帶她回南部，就帶來急診。沒想到，唉……」

一般人並不真的了解急救

唉，伯伯你一直唉聲嘆聲，讓我心底也跟著沉重。

因為我助理已暗示病患的心律不整又在發作，我的年輕醫師又想電擊她了。

我真的不想她瘦弱的身體受到摧殘。

我直接問：「你太太現在的情況非常不好。我只是想知道，如果她不好，有需要我們繼續急救她嗎？」

陳伯伯愣住了幾秒，但馬上說：「急救？如果生命可以急救回來，我當然要急救呀！」

我心裡想，伯伯應該不知道急救是替病人做什麼。

當打開會議室的螢幕，那短短三分鐘，顯示出一旦當病人陷入昏迷，醫療人員會從嘴巴強制插入呼吸內管，或整個人跪在病人面前，用身體的力道按壓胸部，而如果遇到嚴重心律不整，也會從病患的身體，直接電擊兩百焦耳以上的電流……

伯伯看完，整個人傻住了，他說：「這是急救？這是急救？不！不！不要！這太痛苦了。但是……」

「但是什麼？」

「我可以進去看她，說幾句嗎？」

我點頭，就陪陳伯伯走到床邊。

床頭上的監視器警示聲，依然大響特響。

只見陳伯伯握緊太太的手說：「阿英，我站著時，就看妳坐輪椅。我坐輪椅時，妳就一直躺在床上。妳這樣太辛苦了。我決定放棄急救妳，以前，我以為急救也只是打打針、吃吃藥，沒有想過我所理解的急救，是和現實具體的急救不一樣。這些急救動作，攻擊、破壞妳身體，我拒絕了，因為我錯了、我錯了，請妳原諒我，最後還讓妳受了那麼多的苦，對不起……」

伯伯淚盈盈，才說完這句話，監視器上的心跳竟呈一條直線。

來生再娶妳

護理師示意要把警示聲關上，以免太吵。

這時，床邊四周也忽然變安靜了，大家只聽到伯伯說：「對不起，這一生沒有把妳照顧好，讓妳先走。來生我再娶妳，好嗎？好嗎？……」

陳伯伯搖了她的手好幾回，她當然始終沒反應，但我卻發現周邊的護理人員，每個人都紅了眼眶，甚至還掉了眼淚。

真情流露的一面，每個人都感受到了，我想也包括婆婆吧。

我也發現在婆婆的心跳停止後，竟然有一滴眼淚從眼角流下。

那一天，當陳伯伯再次回來門診辦理手續，我問他是否會回到恆春。

他搖著頭。

我問：「回到台中住嗎？」陳伯伯仍然搖頭。

我驚訝地問：「還有其他地方住嗎？」

他又搖頭，我開始好奇的看著他。

他指著照顧他的看護說：「我告訴她，我什麼地方都不想去了。在我有生之年，我會分享什麼是善終，因為**善終需要學習，以及練習**。我們一般人對於急救都不太了解，所以也才不懂何謂簽署拒絕急救同意書。」

放棄急救，不是放棄治療

我知道陳伯伯已簽了DNR，但我仍苦笑說：「即使了解急救，但也不見得就會簽同意書。」

伯伯很疑惑的問：「為什麼會如此？」

我說：「也許大家都在迴避吧，通常都是到了哪天病重了，才又想起要趕快簽。這很常見。」

伯伯說：「那麼我現在去分享，有用嗎？」

我握住伯伯的手：「**由你的親身經歷來談善終，是很有影響力的，這比我們醫療人員更有說服力**。一般人還會怕我們不想去救他們，才會一直鼓吹放棄急救。但其實放棄急救，並不是放棄治療，而是在生命最後的關頭，不再讓生命，受盡人為的摧殘。」

若明明知道生命已到盡頭，誰會希望讓一群陌生人在自己的身體上，進行殘酷的急救？我想，若每個病患在急救時是清醒的，那麼一定以為我們正在對他施行暴力。

反過來問家人，當一群陌生人在你摯愛的家人身上施行暴力，過了三十分鐘的急救後，告知你急救無效時，你會願意接受這樣的局面嗎？

我想，大部分人若知道真正的急救是什麼，一定不太能接受，這種所謂「盡力」、用人工賣力的搶救生命吧！

一般人都看不到「急救」的殘忍畫面

陳伯伯問我：「那急救當下，場面也很血腥嗎？」

我點頭：「像婆婆如此瘦小，一旦接受我們在她的胸前重壓，肋骨往往就斷了好幾根。如果她是清醒著，接受如此的待遇，那麼當下她的胸部一定很痛，就如同被人重搥後肋骨斷裂，不是嗎？」

通常，一般家人並不會看到那些急救的畫面，例如電擊下的燒焦痕跡，或肋骨斷裂，甚至身體在流血，因為醫護人員將病人的身體清理乾淨後，才會叫家人進來。

只是因為不忍心讓家人看到自己的親人，在被全力急救後那血腥或狼狽的畫面，但卻沒想到，還曾被家人問：「急救後，是如此的安詳、平靜，為什麼不繼續急救呢？」

唉，那可真是天大的誤會了，不是嗎？

伯伯聽我說了那麼多，他感慨地說：「唉，我們就用自己看到的，用自己以為的一切來過生活，而不了解什麼叫急救。在這之前，我以為叫醫生急救我的太太，就是指打針、吃藥後，太太就會被救回來，也常常看到電視說每個傷者都會被送去急診室急救，但其實，我們對於急診，真的是太不了解了。」

我苦笑說：「一般人所認知的急救和專業醫療人員所認為的急救，其實有很大的差異，這需要大家努力宣導和教育。」

對生命的最大尊重

「我是經歷太太生病後，才知道什麼叫急救。我也是經過黃醫師的說明，才知道什麼是善終。只是雖然每個人都會遇到生病、死亡，但卻不是每個人都能善終。」

我點頭：「依據資料顯示，**國內預立安寧緩和醫療意願的人數大約二十萬人**，**但實際上每年可以得到善終的卻只有近萬人**。換句話說，即使簽了DNR的病患中，也有近百分之九十五的人『好死』的願望並未達成。所以即使了解，並簽了DNR，但也不見得能獲得善終。更何況，如果不簽DNR的同意書，就更難以獲得善終了！」

伯伯問：「所以現代人都知道善終，卻沒做到善終？」

我說：「『知道』，並不意味就能『做到』。你雖然想善終，但如果你的家人，哪怕只要有一個人，不捨你離開人世間，而你想放棄被急救，但就會有家人，甚至父母用他們的權利，來完全改變你當初簽的DNR，所以**要善終，不能只簽DNR，不能只有自己知道，也要讓家人知道，善終才有可能達成**。」

伯伯搖頭嘆息：「唉，黃醫師，你好辛苦。一邊要救急重症病人，一邊又要讓這些病人獲得善終，你不會互相矛盾嗎？」

我拍拍伯伯的肩膀，對他說：「這不矛盾。伯伯，請放心，我已經說過放棄急救，並不是放棄治療。該做的，可以逆轉勝的，我們依然會去治。只是常常看到當生命已經走到盡頭，但病患或是家人還是不捨放棄急救，我才矛盾起來。

「而要解決這矛盾的問題，就是和所有家人，甚至邀病患一起開家庭會議，了解病人或家人有何心願或什麼需求。而只是單獨靠我一人是不行的，要大家一起努力，教大家如何面對生死的議題。」

伯伯點頭：「面對生死、善終，是需要時間去修練的，而每個人能善終的時間不同、成效不同，這真是困難重重呀！我預期尚有半年的生命，或許更具體的說，我一直到人生最後半年的生命，才真正了解什麼是善終。我花了六十五年，中間還送走自己的老伴，才恍然大悟，這是否太遲了？」

我說：「不會啊，當生命未走到盡頭，我們已經覺悟，並且已在執行善終，那麼就是一種對生命的最大尊重。我想婆婆知道了，也會很高興啊！」

但伯伯卻忽然低頭：「畢竟沒有她，我就沒有家可回了。唉，黃醫師，可知失去另一半的傷痛？我不想回家，因為怕觸景傷情。我不願失去她，但又必須捨得她。也許到處去看看不一樣的人們，到處走透透分享，也是一種療癒吧！更何況，我這氣喘的老毛病，我也知道來日不多了，你說，不是嗎？」

我沒有正面回答陳伯伯這問題，因為我知曉人最難割捨的就是情感了。

人皆有情，陳伯伯雖然對善終有所了解，但是人性最難的就是生離死別的不捨了。

我好高興，那時在飯店裡看到陳伯伯，他用剩餘的生命告訴一般人，「**關於善終，真的不用等到家人病倒時，也不用等到一切都沒救，或家人過世後，才去學會善終……**」

讓整首歌曲播完

當天在飯店，我沒有去打擾陳伯伯。

約半年後，我再次見到陳伯伯，場景卻是在安寧病房。

我靜靜走近伯伯床邊，拉張椅子坐下。

我身邊的護理師要去搖醒他，我制止了，因為我正看著伯伯。

那平靜的臉，瘦了一大圈，白髮散在枕頭上，恰如綿密的白雲圍繞著。

那閉上的眼皮，皺了好幾層的曲線，恰如絲蠶，圍起了眼眶。

看伯伯的呼吸，很慢很慢。

我伸手摸著陳伯伯的左手，冰冷異常，且無血色，我知道我來晚了。

伯伯，他先走了。

工作人員要把伯伯生前最愛播放的音樂切斷，我說：「讓整首歌唱完……」

接下來的病房很安靜。

大家一起陪伴伯伯，那是伯伯人生中最後的一首歌。

唱一段思想起　唱一段唐山謠
走不盡的坎坷路　恰如祖先的步履
接續你的休止符　再唱一段唐山謠
再唱一段思想起

等歌曲結束，護理師流著淚說：「主任，你把他教育到如此安詳的離開。」

不曾放開他冰冷的手

我嘆了口氣，才發現我剛才握著他冰冷的手，不曾放開過。

「人世間和天堂，若有傳導，我願藉著握住你的手，表達我的真誠心情。伯伯，謝謝你這幾個月的分享。記得找婆婆，告知她。你做到了善終，且分享了善終。至於你經歷過的一切，我會寫成文章，我會讓世人知道，生命即使如此短暫，也能發揮良能，而你做到了。」

我這才回頭，告訴護理師：「不是我教他，是他知道如果善終真的要落實，那麼就是要從自己做起，且持之以恆到人生的最後一段路。」

今天，當我看到一群家人，為了他們的父親該不該插管，又在加護病房外面吵架……我實在感觸良多。

善終的推動，真的需要大家好好溝通。大家都會死亡，但大家對死亡又很恐懼，只有能克服死亡恐懼，善終才能落實。

然而中國人，平常又怎麼肯和父母、子女討論死亡和善終呢？這真是很考驗人的傳統文化包袱。

像陳伯伯這位老人家，他願意抱病，與大家分享善終，跳脫傳統的教育，可真是難得的真實故事，所以我才把它寫下來，希望讓大家都知道。善終，可以隨時分享，也可以隨時準備好。

回家後，我在日記寫下：我們人人，都不願失去生命，我們人人，卻都得逝去生命。在我們未來的每一天，死亡、病重隨時都會出現。

關於死亡，你是學習？還是迴避？哪一種態度能讓我們善終呢？

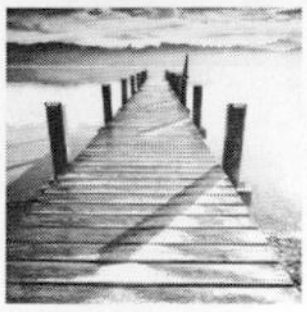

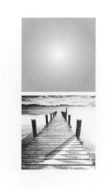

輕一點，我怕痛

學長的太太抱住學長，哭著說：「你是肝癌專家，怎麼可以死於肝癌？你想做什麼治療，我都同意呀！你怎麼可以叫我同意放棄你呢？」

他是我的學長，三十八歲，在學校時，我就認識他了。

他活躍於社團，考試又一直是全系上的前十名。畢業後，他選擇腸胃內科，我選擇胸腔暨重症醫學專科。

我們雖在同一家醫院，也許是科屬性的不一樣，我們不常見面，但那天學長卻突然到辦公室來，問我：「學弟，我最近走路喘喘的，不知道為什麼？」

我笑說：「學長，喘的原因很多種，我們要一一辨別，如同之前老師教我們的……」

但才一說出口，我就後悔了。

因為我發現學長說起話來，有點上氣不接下氣，尤其是尾音。

我馬上替學長照一張胸部X光，並且陪學長到放射科，讓學長一照完，就可以馬上判讀。

那時，學長站在我身邊，苦笑說：「應該是還好吧……」

但當X光呈現在我們面前，學長收起笑容了，我也沒有笑容，因為擺在眼前的事實是，學長的右側胸部大量積水，而且幾乎占滿整個右胸。

我們請放射主任協助，迅速安排一系列檢查。

在還沒下班前，所有的影像醫學資料都告訴我，甚至學長自己也很清楚，這是肝腫瘤併發右胸積水。

這肝病是學長的專業。

學長看了之後，安靜約十秒。

他搖頭，喃喃自語地說：「想不到會如此，太諷刺了！」

醫師也是凡人

學長其實比我更知道下一步該怎麼處理肝腫瘤，只是在我問他要如何治療時，他和一般的腫瘤患者起初的心情一樣，都採取了否認和迴避的心態。

學長回答：「我再等等看。反正，還有一些抽血化驗報告還沒有出來……」

我尊重學長的決定。

雖然對醫師來說，無常是最常出現的，但當無常降臨在醫師身上，醫師也是凡人，他們也需要時間去調適與說服自己。

不過，我知道學長的迴避支撐不了太久，因為水已積滿右胸，也就是學長只靠左邊胸部在呼吸而已。

過不到一星期，有一天，學長自行掛急診，他並且跟急診醫師要求指定我去處理。

一名醫師，迫使自己不得不馬上去掛急診，可見是嚴重到學長太難受或情況太危急。

我接到電話，馬上過去。

只見學長奄奄一息躺在床上。他不敢亂動，額頭上的冷汗不停冒出來。

他皺眉，滿臉都是恐懼。

學長一看到我，就想起身說話，我制止住他。

因為我已看過他剛剛照過的胸部X光，狀況比以前更嚴重、更危急。

目前除了氧氣供應，我必須馬上在他身上裝一條胸管，把右側胸水引流出來，才能解除他愈來愈困難的呼吸。

其實，這些學長也都知道。他很快同意我的醫療處置。

但當我要執行胸管前，學長轉頭看了我一下。他似乎有話要說。

我直接問：「怎麼了？」

學長苦笑一下，說：「輕一點，我怕痛。」

我輕輕拍他肩膀：「Me too，我也怕痛。」

我們相互看了一眼，微笑，我們知道彼此是互信的。

我們不希望病患受苦受痛，一如自己也怕苦，怕痛呀！

在局部麻醉下，我完成了引流。

只見學長閉目，深深呼吸，似乎很享受那一時之間的好呼吸。

睜開眼，學長才說：「我現在終於了解，學弟你說的生命呼吸之間的珍惜！」

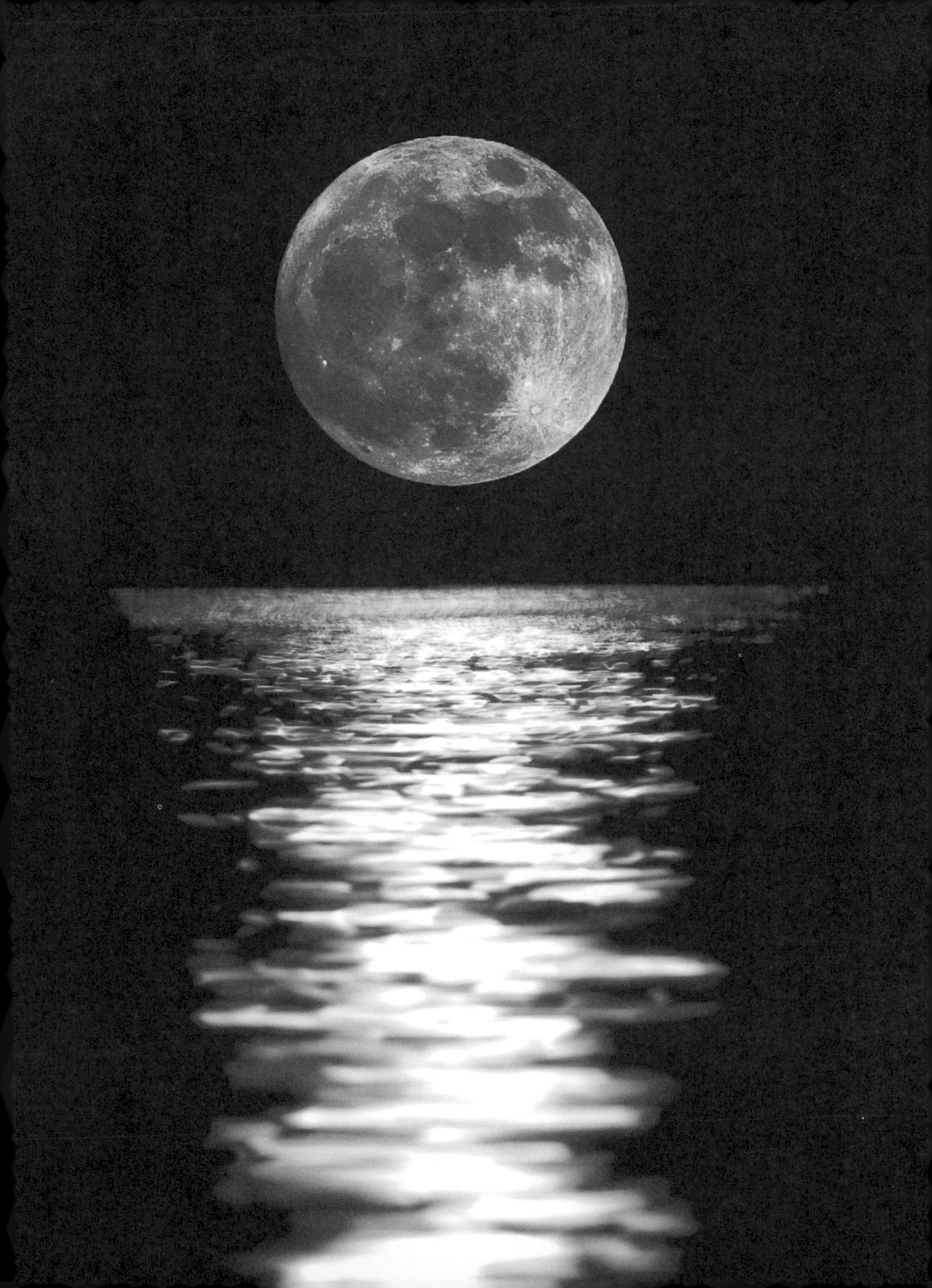

「學長能呼吸的每一天，我都很感激的！」

但是我擔憂他還在想迴避自己的真實病情，所以話鋒一轉，問他：「學長，你自己肝癌的部分要怎麼辦？」

學長皺了一下眉頭，他說：「我來做腫瘤的血管栓塞，然後……」

那時我知道學長已能真實面對自己的病情，且不迴避，我放心多了。

之後因為學長需要更多的時間休養，所以就從醫院的第一線人員退休，到一般診所繼續執業，之後，我就再沒見到學長了。

我真的好不甘心啊！

等我再次看到學長，已是三年以後。地點也是在急診室。

只是一切都不一樣了，再次見到他，他已經肝昏迷，意識不清，全身發黃，肚子變大積水，四肢無力且水腫，接著被送入加護病房。

那時，我才發現，學長這幾年竟然都還未簽DNR。

天呀！我的團隊成員可是需要依循標準作業流程進行的，還好學長還沒有呼吸衰竭。

就在我擔心學長隨時會被插管時，學長醒過來了，還以微弱聲音叫我：「學弟，學弟，又麻煩你了，對不起！」

我很興奮地握著學長冰冷的手：「學長，你醒了！」

學長卻看出我的一臉焦慮，問我：「你在擔心我的病情？」

我點頭，不含蓄，直接表達：「學長，你知道生命都有終點，你現在的狀況很嚴重。你，還要我們急救嗎？」

學長發黃的眼睛不知不覺流下眼淚，「學弟，我知道生命的時間到了。但是，我真的好不甘心、好不甘願啊！」

「為什麼呢？」

學長皺著眉頭，早已淚流滿面：「比起一般人的平均壽命，我不是太年輕了嗎？我才四十歲左右。我們是專業上的勝利組，上天為什麼如此殘酷地捉弄我呢？你說不是嗎？你說不是嗎？」

我靜靜聽著學長微弱的泣訴聲。

若有力氣，我想他一定會大聲悲訴。

學長的心中是如此不服氣，只是時間不允許，一點都不允許啊！

人生就像花開、花落般自然

我緊握著學長的手，對他說：「學長，你還記得我們共同照顧過的第一個病患嗎？」

學長的注意力被我的話拉回，他點點頭。

我說：「那個病患才三十二歲，我們從早上一接班，就一直搶救他，直到深夜十二點，我們以為一切都在控制中了，我們想像他應該會看到明天的太陽，只是午夜時間一到，他走了。

「我們束手無策，在那裡看著他的太太抱住他一直哭，我們的內心也在哭，因為他太年輕。我們和他的家人一樣，從一開始，就不想放棄他。我還因此自責的在值班室，向學長你說，為什麼我沒有辦法做得更好？

「你拍拍我的肩膀，對我說：『**醫院裡的醫生，就像庭園裡的園丁**，每日整修花草，但可知花草也會有提早凋零的時刻，園丁只要盡力去整修花園，不用計較時間快慢運轉，就依循，並尊重春夏秋冬的轉變即可。』」

學長似乎記得，而且聽懂我說的：「所以，**花開花落都是自然的**，是不受拘束的。人也是如此，就像初春有初春盛開的花，晚春有晚春開的花，那早或晚，是不允許人類用人工去矯正這些自然法則的。」

我默默點頭。

學長微笑著說：「難怪學弟是好作家，觀察如此細微。」

提早下車的乘客

「唉，學弟，**人生就像搭火車。有車站，有路線……當然也有機會遇上意外。**一出生，父母給了我們『車票』，送我們上車，以為父母會陪伴我們走完旅程，但是他們會在某一個車站下車，甚至我們也會提前下車。

「沿途上，我們會遇上其他重要的乘客，兄弟姊妹、朋友、孩子和生命中所愛的人，他們都會陸陸續續搭上這人生列車，然後在旅途中的某一站，他們也會下車，永遠離座，就如同我現在？」

我點頭。對學長說：「有時，我們甚至沒發現，他們有些人是何時離開，何時下車的。這段旅程，充滿了歡樂、痛苦、幻想、期望、偶遇、再見，以及辭別。美好的旅程要乘客相互幫助，就像你我。」

我終於似乎點醒了學長，只見學長眉頭一鎖，但又馬上放開。

他說：「**這段美好的旅程，一開始，我們不知道自己何時會下車，當輪到我要**

下車時，我卻執意不想下車，這太自私、太自我了，但願我可以留下美好的回憶，給仍在車上的乘客的你們。謝謝你，你是我這趟列車上的其中一名乘客啊！」

我趁機提醒學長：「學長，你的太太，更是你最好的乘客。」

學長了解我的意思。

他說：「可以叫我太太進來嗎？」

你怎麼可以叫我同意放棄你呢？

學長太太一進來，就焦慮地握住學長的手，憂心的問：「親愛的，你還好嗎？」

「有學弟照顧，我一切還好，不用擔心。可是我想以肝膽專業醫師的身分，告訴妳，我這次時間到了，我準備要下車了。肝癌部分就治療到這裡，已經足夠了。」

學長一邊說，一邊拿著我剛才給他的DNR同意書，對太太說：「我是醫師，在生命的最後，我希望不要讓自己痛苦、難過，這是我下車前的准許證，也希望妳同意……」

學長的太太，早已泣不成聲。

她抱住學長久久不放，她哭著說：「我不想聽，我不想聽，你為什麼要離開我？你是肝癌專家，怎麼可以死於肝癌？你不再想點辦法嗎？這幾年來，你想做什麼治療，我都同意呀！你怎麼可以叫我同意放棄你呢？」

我心想，這是**一般人不知道醫療是有極限的。以為只要同意所有治療，病人就可以活下去**；而我們醫療專業人員，是不如此認同的，因為生命是有其限制的。要如何和一般非醫療人員拉近這觀念，是我每天的努力。

冷不防，她忽然向我跪下：「你是重症科醫師，求求你，救救他。」

我馬上把哭到崩潰的她扶起：「來，我們和學長說話……」

只見學長也淚流滿面了。

唉，人遇到生離死別，再如何專業，也會情緒崩潰，不是嗎？

而當人的情感紊亂，超過理性思考時，通常DNR也簽不下去，於是，我能體會學長這麼多年，為什麼簽不下DNR了。

這樣過了三天，學長又陷入肝昏迷狀態。

不只叫不醒人，血壓也已經開始下降。

護理師焦慮地問我同樣的問題：「主任，我們依循SOP，急救下去嗎？」

我看著學長，全身斑點網狀已經開始從大腿蔓延，這是休克的不好症狀。

鮮紅的血也從鼻胃管路一直流出，那心跳一直在加速，全身因為凝血功能失常，到處瘀青。

我知道學長若接受CPR的急救措施，到時候必定七孔流血。

唉，學長是醫師，卻因不捨家人，簽署不下自己的DNR，那怎麼辦呢？

醫師心碎的聲音

我轉身跟護理師說：「我決定好了。」

護理師睜大狐疑的眼睛：「要插管？」

我搖頭：「我決定代替學長告知學嫂，真的時間到了。」

護理師低頭說：「他太太聽了，一定會很心痛。」

我凝望學長有氣無力的呼吸，我說：「如果我不去做，我會更心痛，不是嗎？我怎麼忍心讓自己的學長受盡我親手急救的痛苦？我怎麼忍心摧殘他的身體？」我堅決地說完這一切。

學長的太太一走進關懷室，我告訴她，病患今天的情況很不樂觀。

她問：「有藥物可以讓他馬上不受苦而往生嗎？」

我趁她已了解狀況時，趕緊對她說明：「我們沒有安樂死法規，所以不會用藥物特意使病患往生，但病患如果簽DNR，就可以不讓癌末病患受到急救措施的痛苦。」

「可是他現在昏迷，也沒有簽DNR，你們不是也可以去處理他嗎？」

這也是一般民眾和醫療專業人員認知上的差異。

我繼續認真解釋：「如果我們繼續處理下去，就是插管、電擊、胸壓，這每一個急救動作的執行，都會使病患的痛苦倍增，而若沒有簽DNR，我們醫護人員無法禁止自己不去做這些動作。」

學長的太太此時才似乎懂了，她說：「原來這就是我先生和你們一再催促簽的DNR。若不簽好DNR，你們就得採取必要的手段去急救。」

「學嫂，我若真的替學長CPR，那壓下去肋骨斷裂的聲音，也將會是我心碎的聲音。只是妳不在現場，不知現實狀況的殘酷。學長會受到急救時的痛苦，而這是身為同事、同行同業，不忍看到他痛，而妳看到他被我們急救後，身體到處出血，妳也會痛……我們知道要能解除這三方面的疼痛，就只有學嫂您了。」

學嫂拍拍我肩膀：「學弟，我知道了。」

她低頭，流淚簽下DNR。

再到床邊，握著學長的手說：「准許證，我簽出去了，你一路平安下車，好嗎？來生有機會嗎？我們在車上，再見面……可以嗎？可以嗎？」

她趴在學長身上泣訴，久久不已。

我身邊的護理師們，也早已淚流滿面。

唉，對於生死離別，我們醫護人員見得多，但不見得我們只有理性的SOP，而沒有了悲傷感覺。

重症醫師的四大責任

事後討論此事，護理師問我為何知道學嫂最後會簽DNR。

我回答：「我也不知道，但是我知道自己**身為重症醫師，對死亡的尊重、對病患的悲憫、對家人的誠懇、對疾病的詳知，這四大主題，一樣也不可少**，也唯有這樣，才能保持我這一路上有善終之行。」

「謝謝主任，我們會努力推廣善終，直到輪到我們自己。」

我聽了，很窩心，不枉我帶這一群急重症醫護人員。

他們也答應有一天，如果我倒下，也會如此好好協助我善終。

一般人聽了這些，以為那是禁忌，而我聽了，至今，依然高興不已，因為我知道：**生死要沒有什麼禁忌，才會有美好的善終**。

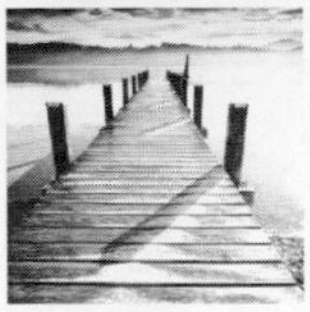

善終沒有奇蹟

伯伯的兒子說：「家人有交待，暫時不簽DNR，以免觸霉頭。」

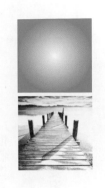

起初，我在門診看到伯伯。他一個人來，心情很不好地對我說：「我的醫師告訴我，我只有三個月的壽命……」

我說：「為什麼說『只有』……而不是說『已有』七十年壽命？」

伯伯看了我幾秒，開始大笑：「我竟忘了。我竟只在乎三個月，而忘了七十年的壽命。」

我忽然很有感觸地說：「是呀，前面三個月是未知的，但現在和過去是你已擁有的，所以要珍惜、要把握。不是嗎？」

「所以我該把握當下。」

「這也包括治療當下。」

一聽到這句話，伯伯這才很認真的抬頭看我。

安撫病人的情緒

我專注地看他，點頭，對他說：「是呀！」

哪知，伯伯又馬上淚盈盈地看我：「這個病，我真的沒有當下面對，我只是到處尋訪名醫……」

我直接說：「伯伯，你只是在換地方，但換不了這疾病呀！肺癌還是肺癌。」

伯伯沉寂了幾秒：「我換來換去，只是為了想，尋找一個不存在的奇蹟吧？」

「伯伯，也許吧！但奇蹟，也許根本早已存在。」

伯伯睜大眼睛看我，他的眼中有了疑惑。

我繼續說：「伯伯，人生難得，今已得。這不就是人一出生的奇蹟嗎？」

伯伯似乎有點懂了，但又好像不懂的說：「所以，黃醫師才說我應該珍惜已有的七十年，這我好感恩，但對於現在和未來呢？」

我說：「也應該是個奇蹟的存在呀！」

他說：「我怎麼都沒感受到？」

我搖頭：「奇蹟不是拿來『感受』的，只要用心面對，都可能是個奇蹟存在。」

我繼續說：「例如，我看到伯伯，從剛才進來，我們開始交談到現在，就是一種奇蹟。」

「怎麼說？」

「伯伯，從一開始進來我肺癌門診，我和你都不是在談肺癌要如何治療，這不也是奇蹟嗎？」

「原來如此。」

我點頭，繼續說：「伯伯，你終於明白，奇蹟不曾離開你喔！」

「我們人似乎都在乎未擁有，卻忘了自己擁有的。伯伯，你說，是嗎？」

「所以，今天若沒有肺癌，依然也會有其他疾病在等我。」

「所以呢？」

「所以我們身為人，必然會生病，但是……」

「但是什麼呢？」

「但是，我常常忘了自己也會得病，直到有了這次肺癌，我竟也在迷糊地問，怎麼會是我呢？殊不知有沒有疾病，是在個人身上，但無論如何，都要學習真實面對，這真是我以前沒發現的，而經黃醫師提醒，我才發現，真是太神奇了。這不是奇蹟，是什麼呢？」

「這是伯伯用心體悟，才有了奇蹟。恭喜伯伯，終於找到奇蹟。」

我趁伯伯情緒平撫了，馬上說：「來，讓我們也來面對這次肺癌，做真實的處理。首先，我要檢驗你身上的基因有沒有突變。」

「突變？黃醫師，我以前的知識告訴我，我身體的基因有突變，才會得肺癌呀！這還要驗嗎？」

我說：「不，這不一樣。有一種叫『上皮生長因子接受體突變』，是專門用來測知你的肺癌對標靶藥物是否有效的基因檢驗工具。」

「若測知我的肺癌對標靶藥物有效，黃醫師就會用標靶藥物對我的肺癌做治療？」

我微笑點頭，叮囑他下星期回來看報告。

製造奇蹟

伯伯準時來門診。我看了報告後，對伯伯說：「伯伯，你又製造出奇蹟了。」

伯伯一頭霧水看我。

「你的『上皮生長因子接受體』是有突變的，這種突變對標靶藥物治療的反應是不錯的，但大部分這種基因體突變是發生在女性病患。伯伯，這正是你真實選擇面對、對抗肺癌，而上天給了伯伯恩惠。你能說，這不是奇蹟嗎？」

「就像黃醫師說的，去選擇真實地面對肺癌，奇蹟就可能會發生。」

在為伯伯做了標靶藥物治療一個月後，當胸部X光顯示腫瘤已消失，我自己心中都在說：「這可真是奇蹟啊！」因為在當時，肺癌標靶藥物也不過才剛上市而已。

之後在門診，我提出更具體的科學數字，對伯伯說：「你知道嗎？上皮生長因子接受體突變患者，僅有百分之六十九對標靶藥物有反應。反過來說，近三分之一，約百分之三十一，即使有突變，但對標靶藥物也沒有反應。伯伯，你了解嗎？」

伯伯說：「想當初，我只想逃避肺癌，豈不知那是不對的，而今天會有這樣的好成績，這……這真是太奇妙了。這都要感謝黃醫師！」

「不，伯伯，這要感謝你自己。」

伯伯馬上回應：「不，不，這要感謝你才對呀！」

我問伯伯：「你有抽菸嗎？」

「我從不抽菸。」

「伯伯，這就對了。你要知道，人一旦有抽菸，他的上皮生長因子接受體突變機率會少很多，而能夠接受這種治療機會，也就少很多了。而你一開始就不抽菸，這就是給自己很好的機會，所以你才要感謝你自己。若這一切真的都是奇蹟，伯伯，你一開始，就是在製造中。」

但伯伯卻感嘆地說：「唉，若我一開始就知道不抽菸，是在製造未來得病的恩惠奇蹟，我將會為我過去懺悔，但因為我從來都不知道呀！」

養成好的生活習性，而非在得病後養成

我說：「伯伯，對於未來，你我都不可知。但可知過去和現在，自己要維持好的生活習性，這是多麼重要。**可知我們自己的過去、現在，如何對待自己身體，身體就會在未來如何對待自己**。所以，養成好的習性，而不是在得病後才去養成。你

說，對嗎？」

伯伯頻頻點頭，不斷道謝，但也問我：「黃醫師，得了重病，養成好的習性，這不是每一個人都應該知道的嗎？」

我神情專注地看著伯伯，搖頭說：「人會生病，但不見得人生病後，就會養成好習性的。」

看伯伯的臉色，似乎正在思考：「我沒有養成好習性？我怎麼不知道？」

一般家庭的普遍想法

我就趁機把心中想說的表達出來。

我對伯伯說：「至少，伯伯在健保卡上，並沒有註記你有同意拒絕急救呀！」

伯伯這才恍然大悟，他指著身旁一起跟來的兒子說：「我很清楚的交待了，反正生過重病，有一天若不好了，也不要再去急救我了！」

我點頭，卻也把眼光轉向他兒子。

我說：「要落實才安全，不能只用說而已。要到有社工人員的地方，協助父親簽署好DNR，並且註記在健保卡上，才真的是把父親交待的拒絕急救落實。」

伯伯的兒子說：「到時候，若父親真的不好，我才協助他簽。黃醫師，不用擔心，我父親目前在接受治療後，氣色都不錯。家人有交待，暫時不簽，以免觸霉頭。」

我心裡想，這是大部分一般傳統家庭會有的普遍想法。

叫我不用擔心，但我如何能不擔心呢？

伯伯肋骨斷裂的聲音

一大早，醫院的急診室就很忙碌，聽說送來了一大群病患，因為遊覽車墜落山谷，傷亡嚴重，都擠滿整個急診室了。

我被派去協助處理這些大量湧入的病患。其中，有三名到院前，已經停止心跳，很不幸的，伯伯就是其中一個。

雖然經過急救處置，伯伯曾經短暫恢復微弱的心跳、血壓。

更不幸的是，伯伯全身插滿了管子。

在短短不到幾十分鐘的時間裡，一堆大大小小不同的管子，硬是往他身上插入。

鮮血正從不同的呼吸內管、胸管、尿管、鼻胃管，陸續流出。

由於嚴重創傷，我眼前的伯伯徹底是一個「血淋淋」的人，更不用說他全身多處的開放性傷口和骨折了。

人工急救壓胸機器，正依照設定好的次數，無情地往伯伯的胸廓壓下去。

除了鮮血大量冒出，偶爾還會聽到肋骨斷裂的聲音。

螢幕上始終顯示心跳是一條平行直線，眼前的混亂和大家急救的聲音充塞急診室。

我和護理師走出急診室，要向伯伯的兒子宣布急救無效。

伯伯的兒子和太太早已經淚流滿面，伯伯的太太更是抓緊我的袖子，追問：「奇蹟？奇蹟呢？為什麼沒有奇蹟呢？為什麼身體要那麼多管子折磨地插入？不是有說過，不要急救了嗎？」

由於急診室另有患者急需我，我沒有太多時間回答，只能輕輕地拍拍大家肩膀，對他們說：「我想伯伯是要回家休息，你們可以一路陪伴他。」

處理好大量傷患的狀況後，我和護理師回到辦公室。護理師問我：「主任，為什麼這次奇蹟離開了伯伯？」

我微笑看著護理師：「妳真的期待有奇蹟？」

護理師毫不遲疑地點頭。

我問：「什麼時候，人最期待有奇蹟？」

護理師回答：「當我們遇到生重病，就期待有奇蹟出現。」

我說：「我們這行業常常看到的就是希望奇蹟出現的病人，然而所有的奇蹟，只會發生在平常有養成好習性的人身上，比如這位伯伯不抽菸，就是帶來了治療肺癌的好契機，這是一種奇蹟，而這奇蹟是他平常已創造出來的。」

「可是，主任，那麼這次的急救奇蹟，怎麼沒有找上伯伯？」

「有呀，很多次。奇蹟要給他完整舒適的終點，都被所謂的家人怕觸霉頭而阻撓了。」

「主任，你是指伯伯沒有簽拒絕急救，才會赤裸裸地在急救室裡受盡急救的摧殘，到最後血淋淋的躺在床上嗎？」

無常，隨時出現

我點點頭，不無感慨地說：「**家人若能想想，若是自己，遇到如此重大的事件，也願意讓自己承受這樣的急救與痛苦嗎？**」

護理師說：「若我自己遇到，我會說不要。」

「那麼，如果自己都不要，怎麼會讓家人去承受呢？」

「對耶，怎麼會這樣？伯伯的家人太矛盾了吧！」

「由於**傳統的中華文化對於死亡是採取迴避，甚至對於無常，也存有迴避的心態，總以為到時再說，再處理就好**。

「哪裡知道當遇到了重大事件或無常時，家人就低估了自己的情緒能力。等那一刻真的到來，是會令很多家人思緒混亂，所以我們也常常會看到驚慌失措的家人在急診室裡頭坐立不安。

「其實，他們心裡也希望我們不要再急救，但是又說不出口。這位伯伯沒有簽拒絕急救的同意書，所以當他一進入急診室，當然就會被急救。伯伯錯失了奇蹟，也許是因為家人沒有提早讓他簽，因為家人都覺得到時候再來處理就可以了，可是……唉！」

「主任，**無常是『隨時』，不是『到時』**，對嗎？」

我無奈點頭：「得了重病，治癒後，又懂得好好安排自己生命的善終，那是重病後修來的福惠。但有幾人能懂？得了重病，雖無法治癒，但仍懂得好好安排自己生命的善終，那是頓悟的恩惠。又有幾人能懂？

「身為醫者，我們懂了，會了，卻又不知如何告知那些沒生重病的人。其實，能陪伴在病患身旁，一起和病患面對生死，然後到達生命終點，那是人生美好的善事，不是嗎？」

「主任，**家人在病患身邊，是陪伴角色，而不是介入角色**，幾人會懂？唉，真的好無奈……如果病人準備好了，但家人沒準備好；反過來，亦如此，是這樣嗎？」

你準備好自己的善終了嗎？

我點頭：「這世間若真的有奇蹟，那不會是在等待和期待中出現，妳去問每個人，人人都知自己會死，但人人是否都已經決定好如何面對這一生一定會發生的死亡？」

護理師說：「我終於可以理解，**一般人會說：準備好了退休生活、準備好了養老金等等，卻都不會去說，已準備好自己的善終事宜**。在我們這裡，一次又一次，不同的病人、不同的家庭，卻是相同的場景，反覆重演殘酷與血淋淋的教訓。

「所以**不僅要把自己的善終準備好，這其實還包括家人**，因為家人自己也會隨時面臨死亡。終於了解主任你說良好的習性，應該就是平常把善終備妥了，當遇上臨終或無常時，就能用上。」

寫到此，不禁感受到，也許上天賜給我當醫師，不也是一種奇蹟？我珍惜，且教育我身邊認識的人，**由生到死、由始至終，都要多善待自己，這份善待，包括好好學習生老病死。**

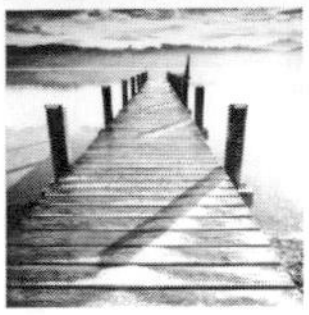

人生的最後一段路

病人想要在家善終，親友卻責備，「啊！你們怎麼不送醫院？」「太不孝了。」

颱風後的大水災，一名農夫很熱心的協助鄰居清理家園。

兩天後，他因發燒不舒服，來門診找我。

他心跳好快，但血壓再怎麼量，都很低。

我以為血壓計壞了，換了另一台血壓計，但仍然很低。

我覺得太奇怪了，心裡想，不會是正在休克中吧？於是把他先送到急診室。

當電話響起，只聽到急診醫師說：「黃醫師，有時間過來嗎？這個case太奇怪了。」

當我到急診，急診醫師說：「這太詭異了。」

「為什麼？」

「他在發燒，我們想找他身上的感染源，但胸部X光卻顯示沒有發炎，尿液檢查，也沒有尿道感染。我們替他做了全身電腦掃描，也沒有感染病灶，但……」

他猶豫了幾秒，目光往急診室看去。

我隨他的目光看過去，只見他說：「更詭異的是，你看伯伯，人已休克，意識卻還很清楚呢。」

我問：「抽血報告呢？」

「對了，抽血結果更是不可思議。肝功能和腎功能指數都過高，會不會已是多重器官衰竭了？」

我沒回答他這問題，因為我想到另外一件事。

我問：「你有沒有檢查他身體？哪裡有異常嗎？」

「有呀，無論是觸診、叩診、聽診，都正常呀！」

我們一邊討論，一邊走向伯伯。

我再度詳細地從伯伯的頭髮到腳，開始仔細檢查，但真的找不到病灶呀。

看到他的血壓還需要升壓劑支撐，我實在不放心。

伯伯整個人躺著，我們就站在伯伯腳底前，疑惑著眼前的一切。

不知怎的，我目光竟被他髒兮兮的腳底吸引住了。

我馬上問：「他的腳底為什麼這麼髒？」

伯伯才說因為這幾天的水災，把家裡的鞋子都弄濕了，所以他就光著腳丫，在家裡清泥濘。

我心裡想：「嘿，逮到了。」

我跟急診醫師說：「來，送他進加護病房。」

急診醫師問：「診斷呢？」

我回他：「我推測感染源是來自腳底，是鉤端螺旋體病（又俗稱鼠尿病）。」

沒有一個家人，願意簽同意書

當伯伯送入加護病房後，我才知道伯伯不只是病情複雜而已，他的家庭背景也非常複雜。

伯伯是一名大地主，他有三個老婆，所以我每天得安排三組人馬，為伯伯的家人們解釋病情。

在伯伯的病床邊，始終很熱鬧，有好多家人關心，完全是大家族的氣氛。

但好景不常，當伯伯腎衰竭，尿液變少，需要家人簽署做血液透析（俗稱洗腎），以搶救生命時，來的家人逐漸變少了。

當我們的醫療團隊請他們來簽同意書時，儘管伯伯有三個老婆，卻都在迴避著。

護士對我說：「我算過了，他們的家人共有十名，但沒有人敢同意。」

我反問：「為什麼妳們都不叫伯伯自己簽？」

護士回應：「黃醫師，伯伯早期受日本教育，所以他對客人很有禮貌，但對家人很嚴厲。」

我不懂，連忙問：「這有何關係？」

「你出現時，他對你很有禮貌，因為你是醫師；你不在的時候，他還會對我們說女人家要端莊……」

伯伯的生命都快不行了，還能說教？

我對護士說：「好，我來找他說說看。」

眼淚掉落在簽名處

在我跟伯伯說完為什麼要做血液透析，以及併發症和預後情況後。

伯伯沉默了好久好久。

那其實只有大約一分鐘，但卻是凝固的一分鐘，猶如好幾個鐘頭。

我們周邊除了儀器偶爾咚咚叫外，完全寂靜無聲，但我們整個醫療團隊都正等待他的回應。

伯伯眼眶泛紅，看著我說：「他們沒有一個人願承擔？」

我點頭：「他們也許覺得壓力太大……」

他說：「當他們從小到大，從白天到半夜，只要有人生大病，我都親侍在旁，還隨時配合簽各種醫療同意書，唉！」

伯伯在簽下同意書時，老淚剛好掉落在簽名處，他的名字暈開、模糊。

伯伯抬頭。他說：「我活了那麼久，才知道自己的生命也是如此暈開、模糊。」

我輕拍伯伯的肩膀，對他說：「伯伯，不會的。過幾天，等你恢復尿量，我就會停止洗腎，而如果能夠，我也不會讓你一輩子洗腎，因為我們沒有人想失去你，你是這樣熱心助人的人呀！」

他擦了淚水，苦笑著輕拍我肩膀：「年輕人，OK，just do it……」

護士脫口而出：「伯伯，說英文呢。」

一陣笑聲，稀釋了不少剛剛悲傷的氣氛。

我們都是從家人身上學習死亡

我還記得當伯伯成功離開加護病房時，他問了我關於生死的三大問題。

他說：「我有份計劃書，但是仍然有三大疑問，我不知如何解。」

伯伯拿出他寫好的計劃書。

我一看，原來他連計劃書主題都擬好了，是「走向死亡的準備書」。

伯伯指出三大問題給我看。第一：如何平靜、安詳地離開人世？

我告訴伯伯：「伯伯，沒有錯，當面臨無數的死別，大家都想要平靜地結束生命。但是也不能說想要平靜地離開人世間，就真的可以平靜、安詳地離開。」

「為什麼？大家不是都在宣導不要痛苦死亡，那麼為何不能安詳離開人世？」

「伯伯，**一個人要善終，平靜地離開人世間，至少要三組人馬有共識才行。第**

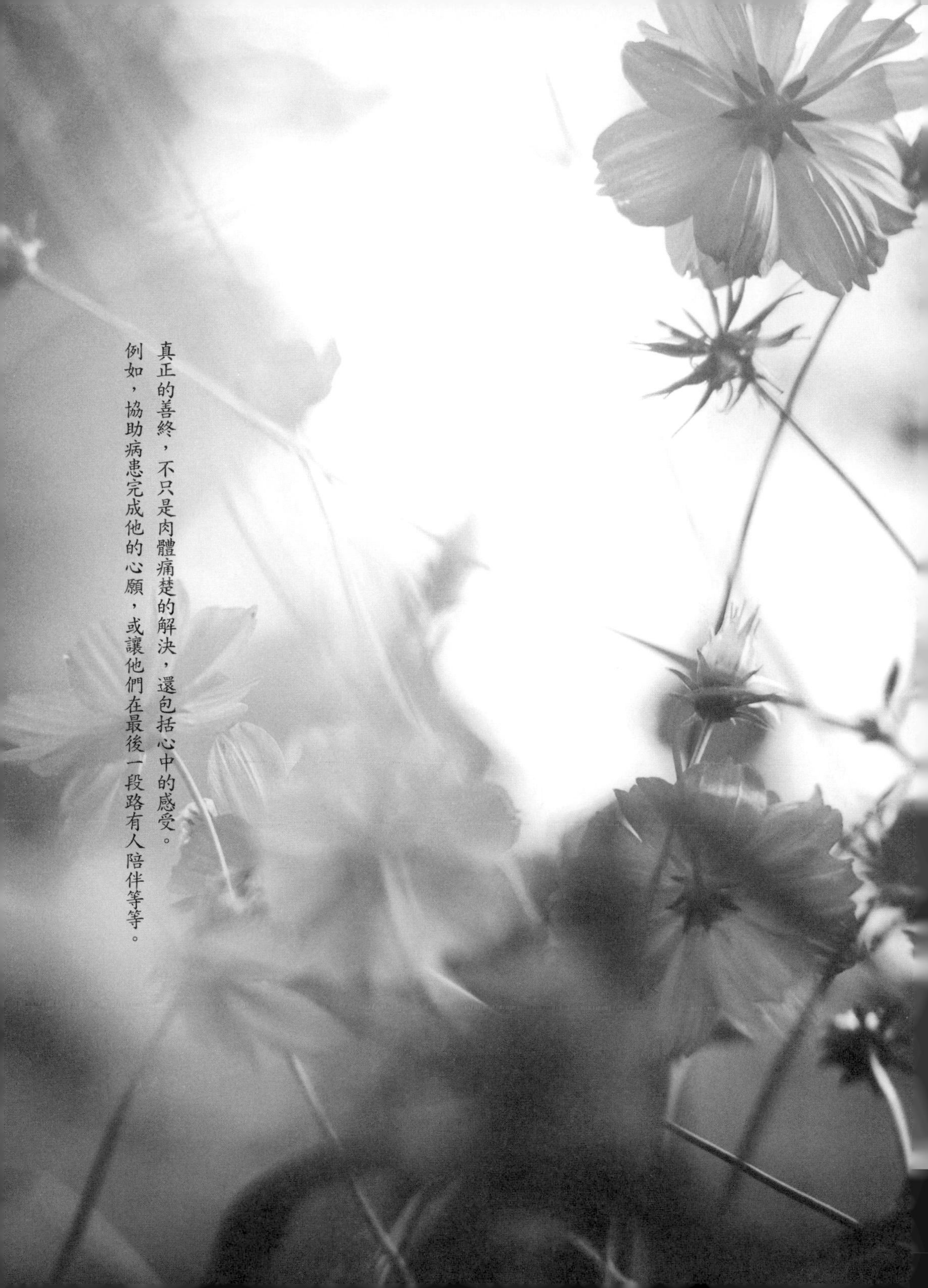

真正的善終，不只是肉體痛楚的解決，還包括心中的感受。

例如，協助病患完成他的心願，或讓他們在最後一段路有人陪伴等等。

一：**自己心靈上的準備**。對於死亡，如果自己沒有準備好隨時會死，那麼，他身邊的人，就更無法準備好了，所以我們會常常看到當臨終者焦慮，也會使身邊的人焦慮、有壓力。

「這時你身邊的人，恐怕會想盡辦法讓你存活下去，即使大家都知道，二十四小時躺在床上看天花板是痛苦的、不舒適的。臨床上，我們也常常看到病患一旦在醫院躺久了，來看的家人也會愈來愈少，家人也會愈來愈無感，但矛盾的是，也不能請醫師給予病患安樂死，那麼就只好過一天算一天。上週，我還看到只送成人紙尿布到門口，也不進來看病患的家人。

「可想而知，這些家人的心情有多複雜。這時候，若病患的意識是清醒的，他必定活得相當痛苦，而病患的家人心裡也會很不好受。

「**第二組人馬：家人或親朋好友**。病患能不能得到好的善終，病人的家人或親朋好友似乎占據滿重要的角色，因為當你失去意識時，他們可以有權要求醫護人員繼續急救、電擊、壓胸和插管。

「臨床上，我們常常看到臨終患者和旁邊家人想法上的落差。雖然病患本身已有死亡的心理準備，但卻難以要求每個家人或親朋好友也有相同的想法，所以在日常生活裡，家人之間的溝通就很重要了。

「可惜在我們的文化裡，我們並不習慣與家人談論死亡或談論如何準備、面對死亡。我們大部分的人都會迴避有關死亡的話題，**一直到死亡殘酷地降臨在自己或家人身上，才從受盡摧殘、苦痛的家人身上，稍微學習到什麼是善終**，而望著家人身上滿滿插入的管子，也才知道為時已晚了，偏偏懊悔又只能放在心底，且難以說出口，所以家人心情的複雜與糾葛，並不亞於病患本身呀！

「**第三組人馬：醫療人員**。醫療人員要了解，人的身體有可逆轉的病情，要治癒、恢復，但也有不可逆轉的病情，那麼就要減緩病患身上不舒服的症狀，並且維持病患的尊嚴、舒適感，讓病患有生活品質，能善終。

「所以一個人要善終，就是要練習面對死亡，並做好死亡的心理準備，也要記得安頓好家人，並與醫療人員妥善溝通。當這三組人馬彼此有共識，且準備好了，才能協助病患，平靜、安詳的離開人世間。可見**善終，不是一個人的事，而是多人共同參與的結果**。」

伯伯繼續問：「那麼，我第二個問題是如何選擇善終地點。」

在家善終，需要多方條件配合

我微皺眉，告訴伯伯：「啊，伯伯，這有點難回答。原則上，一個人若生病到了最後階段，可能無法自理自己的生活起居，包括大小便、飲食和洗澡等。**善終的地點選擇在哪裡，是決定在當你臨終時，誰在你身旁，那麼，這就牽涉到病患的支持系統、和家人的親密程度，以及大家對善終的態度。**

「大部分的家人會把臨終病患送到醫院，是因為由醫療人員以技術和儀器處理，對於多數家人來說，認為可以免去直接面對臨終的恐懼，會比較有心理安全感，但是醫療人員的標準作業流程，往往把我們摯愛的家人隔離在陌生空間，甚至剝奪了臨終者和家人、親友的互動、交流時間。

「例如，在加護病房每次的會客時間，只有三十分鐘，你可以想像，如果是自己的生命要結束時，卻是建立在如此限制時間和隔離的狀態裡，那麼，對臨終者及家人來說，心裡會有多麼難受與遺憾？我想，也是一般人都不會願意接受的。

「如果，你愛你自己或家人，怎麼會願意在一生的最後一段路，接受如此的待遇？我想，你一定會說『不要』，但這不是很矛盾嗎？你不想要，卻讓臨終的家人去承受，這於心何忍呢？因為那是壓制人類最原始和最自然的情感宣洩，人的真情都被隔離掉了，這是多不幸的行為。不是嗎？」

伯伯回應我：「可是，基於傳統，我們都會希望在家中斷氣呀！」

「伯伯，你說對了。家，對於每個人，不僅是想善終的人而言，都是最熟悉、最有情感歸屬的地方。每個人都想回家，但是那要看有沒有家人如此支持善終，而且有能力在家照顧病患，一直到過世。

「每個人都有家，但不見得每個家庭，都有這樣的能力與共識。有時候，家人想要在家好好善終，卻往往突然跑來一群親朋好友，每一個人，你一句，我一句地說：『啊！你們怎麼不送醫院？』甚至還懷疑：『你們怎麼這麼不孝？還不趕快去處理？』

「可以想像，若家人之間的支持系統薄弱，那麼，很快的，病患被送到急診，醫院也馬上依標準作業流程，開始展開一切積極的治療，這不是和原先病患想在家善終的想法背道而馳嗎？不過，若家人之間的支持系統完整且彼此有共識，那麼當然還是可以透過專業人員的協助，在家裡獲得有關善終的照顧與諮詢。」

死亡，能事先規劃

伯伯問：「那麼，若沒有足夠的人力或獨居的人，豈不是就找不到善終的地點了？」

我說：「伯伯，倒不用如此悲觀，我們針對那些家庭中沒有足夠人力或單身獨居的人，仍可以在家人或朋友、社工人員的協助下，找到一個合適的療養機構，這樣也可以有機會安度生命最後的一段時光。

「目前的安寧療護人員，也可以安排到療養機構訪視病患，然而療養機構的服務品質與收費差異大，仍需留意費用、服務品質，以及親朋好友探視的方便性。當然，最重要的是，可以事先討論有關善終的安排等。」

伯伯問：「那我們是不是最後都住到安寧病房，就一切方便了？」

我告訴伯伯：「不是住到安寧病房，才可以接受安寧療護。一般病房、加護病房、家庭或機構，也可以接受安寧緩和照顧，更何況並沒有那麼多的安寧病房呀！

「想要善終的病患，如果基於個人及家人的需求，想要選擇適合過世的地方，就必須先清楚了解醫院、家裡或療養院，這些地方的優、缺點，不過，**想要有好的善終，是態度的問題，比較不是地點選擇的問題**。」

「好，我明白了，黃醫師，但是要如何從容準備好自己的喪禮呢？」

我苦笑看著伯伯說：「很少人談善終，會談到這裡來。難得伯伯會考慮到這些。死亡和許多事一樣，最好事先規劃，這樣，才會更從容，也才更能讓親朋好友留下完整、美麗的回憶。

「所以，**一個人如果生前準備好個人簡介、選好個人照片、確定過世時要穿的**

衣物、交代好處理方式，這些其實都能幫助親人在面臨喪親之際，有個可依循的方向，不至於屆時在太傷心的情況下手足無措，這可是往生者，對親朋好友的另一種善終對待喔！」

十年後的葬禮

多年後，當我再提起這一夫多妻的大家族的真實故事時，眾人關心的竟不是伯伯最後活下來了嗎？而是伯伯的大家族後來怎麼樣了。

伯伯那時候真的在大家搶救下，成功出院了。

他有次回門診，對我說：「經過這次的鬼門關，我再也不覺得齊人之福是種福氣。」

我問：「那麼，什麼是福氣？」

他說：「欲望少一點，財富少一點。」

我問：「伯伯，在社會上，貪嗔癡欲多的是，而且財富很多人都覺得太少呀！」

忽然間，伯伯輕輕在我耳邊說：「我已把我所有名下的財產都捐贈給慈善團體了。目前我完全是志工。我要走入群眾，服務和教育，直到我不能夠動為止。」

我開心地看著伯伯。

只見伯伯瞬間眼神閃爍了一下，我以為他後悔了。

伯伯說：「我所有的家人都不知道，其實我已改了遺囑。他們一分錢都分不到。」

我馬上接著說：「那以後……」

他知道我要問身後的事。

伯伯對我說：「不用擔心沒有人葬我、火化我，我已找好生前契約公司，辦妥一切。」

十年後，我應邀出席一場葬禮，主角就是伯伯。

這十年裡，伯伯確實投入很多志工慈善活動，也結交了好多朋友，所以出席葬禮的人好多，所有的儀式在好友相助下也順利進行。

只是在葬禮上，我忽然感覺心好冷，因為我竟然沒有看到伯伯有任何一個家人出席。

唉，難道親情薄如一張紙嗎？真是讓人不勝唏噓。

但是，伯伯，是我第一位把自己的善終準備得如此完整的病患，這包括了把自己的骨灰火化、撒入大海。

伯伯讓自己有了美好的善終。

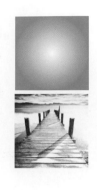

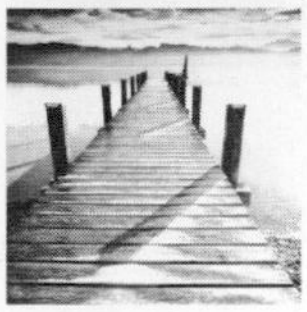

可以讓我聽到自己生命最後的聲音嗎？

他把枕頭下的放棄急救同意書遞給了我。
只見他自己用筆寫下：「不想生命太難受。」

冬天一直下雨，讓今晚的夜間門診感覺好冷。
雨實在下太大了，有好幾名患者沒有來，已經近晚上九點，超過掛號時間。
我的跟診護理師說有病患初診現在才到，問我願意讓他掛診嗎？

我非常疲累。

護理師看出我的疲累，但她又似乎有話要說。

我停下打鍵盤的雙手，望著護理師。

「怎麼了？」

「那是肺癌病患。他嘴巴咬著一根管子，無法說話。家人說他們開了一個多小時才來這……」

護理師的話還沒說完，我就已經衝出去了。

因為我知道一個病人被插管是多麼重大的事。

果然，我看到一個坐在輪椅上，插著鼻胃管和呼吸管的男性。

他也正抬頭看我，我迅速請他和太太進來門診。

原來眼前這個四十歲的男子才剛經歷過一場重病。

大約兩個星期前，他因為肺部積水而缺氧昏迷，被緊急插管，送入加護病房。

在治療過程中，發現他肺部有腫瘤，經證實是第三期的肺癌，但是由於反覆的肺部肋膜腔積水，且痰多、卡痰和咳血，所以沒有拔管。

由於第四期才是末期，所以病患不是末期，於是醫療人員都積極替他做醫療處置，包括插胸管、引流肋膜積水和提議氣切。

但家人不明白，也難以接受的是，醫師告知他們，病患還是有可能會肋膜積水。且由於他的肺癌和積水尚未處理好，痰多又卡痰，所以呼吸管暫時不能拔掉，因為要確定維持呼吸暢通。

因為病患的意識清楚，活動能力也不錯，所以堅持出院，轉到我這裡。

我常常對我們的團隊成員說，面對病患，我們會做我們的醫療專業處理，但病患的家人有時會不了解，或者有他們自己的想法，此時就需要與他們溝通，或請病患的家人開家庭會議，討論出共識。

因為家裡只要有一個人想法不同，往往就會使得病患或其他家人陷入另外一種思考和決策。

顯然我需要和他們好好長談了。

病患的臉上是淚水？還是雨水？

冬季本來就很冷，又遇到寒流和大雨，夜晚就更冰冷，尤其，他們冒雨開了近一個多小時的車程，才抵達我這裡。

我看得出來他們全身濕透。其實他們一進來我門診，我並不急著問診，因為我已經看不出來，病患的臉上，究竟是淚水？還是雨水？
更何況，冷冰冰的水滴在臉上那麼久，一定很冷。
我心裡才剛這麼想，病患已用雙手在嘴巴前哈氣取暖。
我這才注意到，他怎麼沒有戴手套呢？
看看他的指尖，似乎都凍僵了，一臉毫無血色的蒼白。
我囑咐護理師，拿條乾淨的毛巾給他。
待他擦乾臉和雙手，我才第一次看到他露出放鬆的微笑。
由於他嘴巴含著一根呼吸管子，無法發出聲音。
我拿出紙筆，寫下：「住院，讓我來協助你。」

伸出手，溫暖病患

他坐在輪椅上，抬起頭，看著紙上的字，又看著站立的我，似乎不太相信。
我蹲下，就在他輪椅的前方。
我握住他的雙手，因為我想溫暖他冰冷的手。
當我靠近，看著他的雙眼。

他的白色鞏膜充滿了紅絲，眼淚卻不停地在眼珠上下打轉，一遍又一遍，沒有停過，就如同外頭的雨水，一直傾瀉。

我知道我無法禁止那又傷又痛的眼神，以及那從眼底釋放出的壓力。

我想，無論我想再說些什麼話鼓勵他，也抵擋不住他那充滿傷痛的眼神。

我只能握緊他雙手，告訴他：「相信我，我們一起來度過。」

安排他住院，等我結束門診，已經是十點。

我帶著疲憊的身軀去病房探望他，在冰冷、光線不足的病房裡，我坐在床邊看著他。

插喉者的苦楚

即使是在光線略顯陰暗的角落，我還是看見他在眼眶裡轉動的淚珠，閃晃著微光。

我知道他真的一直在哭，我忍不住說：「太苦了！」

我知道他是一個歌手，而一個歌手對自己的嗓音是很在乎的，如今在他喉中，卻不得不插了一根管子。

這根管子，無法讓他發出任何聲音，只能比手勢和寫字。

我對他說：「我們先試試吃肺癌的標靶治療藥物一到兩個星期。如果情況轉好，我會替你拔管。」

他睜大眼睛，放大瞳孔，一直盯著我，似乎不太相信我說的話。

我拍拍他的肩膀：「相信我，我是一名重症醫師，也是一名胸腔和肺癌醫師。我們一起努力往這方向治療，好嗎？」

枕頭下的DNR同意書

當我要起身離開，他卻用手強拉住我醫師袍的衣襟。

我回頭看他，只見他用手勢，微笑地比出「謝謝」。

他把枕頭下的放棄急救同意書遞給了我。

我看了，心疼了一下。

因為從他的眼神看得出他臉上的微笑，是如此複雜。

我還沒開始治療他，他卻也已經了解這份治療的困難度。

只見他自己用筆寫下：「不想生命太難受。」

我回頭拍拍他肩膀，說：「我了解。」

我身邊的護理師跟著我出來，忍不住說：「主任，他好可憐喔！」「他是一個歌手，卻活生生看自己無法再發出聲音。主任，你剛剛的治療計劃會成功嗎？」

她也關心這名病患。

我停下腳步，對她說：「每個計劃都有它的成敗，但是不去好好執行計劃，連成功的機會都沒有。」

我轉身看那窗外的夜晚，寂靜、遼闊，不禁感嘆：「讓我們祈禱吧！」

護理師點點頭。

我們很認真地執行，用了一星期的標靶藥物。

最美妙的咳嗽聲

有一天去查房，我遠遠看見他，一個人走入廁所，又走出廁所。

看著這畫面，我一直瞇眼笑著。

護理師好奇地問：「主任，看到別人出入廁所，也這麼高興？」

我聽了，笑著說：「我正在觀察他的活動能力。他從喘噓噓、無法下床，到現在可以自己一人下床走路，這對我來說是一大進步。」

我們看了那天早上他的胸部X光，也證實了我的想法。

我走到床邊，告訴他：「今天，我會把嘴巴的管子拿下。」

他明亮的眼神除了喜悅，還是喜悅。

終於管子拔掉了。

他咳嗽了幾聲，清喉。

他很感動的一直微笑。

我知道，那是因為他聽到了自己咳嗽的聲音。

一般人怎麼會了解咳嗽的聲音竟是如此美妙呢？除了他，被氣管內管插了好幾個星期，一點聲音都無法發出來，所以，當他第一次再聽到自己聲音，那喜悅是旁人無法理解的。

他開口的第一句話是：「謝謝，黃醫師……」

他又流淚了。

他的幾滴眼淚，恰恰掉落在我的手腕上。

我微笑說：「這是成功的眼淚。我珍惜地收下了，加油了。」

美麗的笑聲

而當他笑出聲時，他一臉驚訝地說：「我……笑了……我，有笑聲了……」

「想必那笑聲，當下很美吧？」這是我三個月後在門診，某次遇到他時問的一句話。

他說：「我以為這關我過不了，以為不會有明天了，但我卻擁有了。可以用科學解釋我這插喉者的一切嗎？」

我點頭：「可以用科學合理解釋，由於你沒有抽菸，而且你身上的基因適合做口服標靶藥物治療，所以才能有如此好的效果。」

但他竟揮手拒絕我這科學合理的解釋。

他說：「我相信是上天眷戀我的聲音，想留在人間繼續傳送。對了，我還有多少時間可以活？」

「我們不能決定生命的長度，但可以決定生命的寬度。」

「我懂了，一個人沒有生過大病，沒住過加護病房，沒有在生死一線間被拉回人間，很多人就不知道生命本來各自有長度，而且每個人也不一樣。我們在現實世界裡生活，只有決定自己寬窄，或痛與不痛苦的抉擇，而不是去決定一個死亡日期。我這樣說，對嗎？」

「所以，那時候你才簽下DNR呀！」

「我那時候確實被嚇到了。因為沒有生過重病，以為一切要等生病時，再來慢慢思考都還來得及。我在想……」

我專注、認真地看他皺眉、思考。

約十秒後，他說：「人，很笨，**為什麼要在生重病後或在瀕死邊緣時，才會想起善終。難道我們不能提早思考善終嗎**？我想，這樣生命也會更有寬度。」

我豎起大拇指：「謝謝你，有所悟喔！」

小動作，大溫暖

他很高興的說：「我決定要辦個『生前告別式』。可以嗎？」

「告別？」

只見他很認真回答：「畢竟，我不想在昏迷中和大家道別呀！」

很快的，我就收到了他生前告別式的邀請函。

我的護理師問我會不會去，我說會呀！

護理師問我為什麼。

我指著邀請函上寫著「歌唱善終」，對她說：「那是音樂會呀！歌手要唱歌，我怎麼不去呢？更何況，我也喜歡唱歌呀！」

把自己的告別式安排成類似音樂會，我想也只有歌手可以做到吧！出席那天，雖然下著傾盆大雨，我依舊準時赴約。我撐著傘，快速走進禮堂，只是雨真的好大，我全身都濕了，我一人先在外頭走廊角落整理儀容。

突然一陣熟悉的聲音叫住我，接著還遞來乾毛巾，那是他。

他對我說：「自從你遞給我乾毛巾後，我就學會在濕冷的天氣，先準備又乾又熱的毛巾，讓對方一進門就感受到溫暖。」

我擦了濕冷的手、臉和脖子。

充分感受到濕冷低溫下，這小動作真是一股暖流。

人一出生，即朝死亡前進

走進禮堂，才發現怎麼只有我一個人提早到？其他人呢？

他發現了我的窘境，走過來對我說：「黃醫師，你很準時，甚至比別人還更早到。為什麼？」

我苦笑說：「我不習慣遲到。」

他才說：「好習慣，是培養出來的。」

我指向他，對他說：「正如好聲音，也是培養出來的。」

他和我坐在台下，兩人眼光忽然都仰望眼前的舞台。

他不無感慨地說：**「我們一出生時，應該就有人告訴我們，你已經在朝向死亡前進。」**

我對他說：「那時人們年稚，聽不懂你想告訴他們的『你已經在朝向死亡前進』，也沒有人會相信，除非這些人有重症在身……」

你睜大眼睛，似乎被我打醒過來：「我是歌手，我可以彈唱，陪他們度過善終？」

我點頭鼓勵他：「如果有機會，當然可以如此。**人人常常在想要如何好好活著，卻很少人想如何不被插管，以及如何好好的去面對死亡。**」

生前告別式

此時，已有其他來賓來了，我們的談話被迫中斷。很快，十五分鐘後，大家都到齊。

現場來賓大約五十名左右，歌唱未開始前，他親自在每個人的胸前都貼上紅豆後才上台說話。

「各位身上都貼著紅豆，象徵我會永遠思念大家。今天除了唱歌，我不想說太多話，我只想說：『謝謝黃醫師，恢復我的聲音，甚至我的生命。』讓我了解到生命不是等到生病時，才考量善終，**每天好好過日子就是好的善終**。因為珍惜眼前，珍惜你們，所以我跟大家珍重、告別。」

弦撥起，是一首又一首的校園民歌，是我們充滿回憶的歌。外頭雨聲早已被我們所有人的聲音掩蓋了，一會兒聽他飆高音，一會兒又轉音，才知他聲帶沒有受損。

最後一首，和今天的紅豆有關：

有時候　有時候　我會相信一切有盡頭　相聚離開　都有時候　沒有什麼會永垂不朽

可是我　有時候　寧願選擇留戀不放手　等到風景都看透　也許你會陪我看細水長流

淚從臉頰流下，台下已經有人啜泣、拭淚。

畢竟能參加如此感動的歌唱盛會不多，更何況他是用真誠、真實的生命經驗，以及即將告別人生的心情來辦這場告別演唱會。

有時候，我們真的天真的以為眼前一切會永垂不朽嗎？當他辦完此盛會，就和我說要到台北。對於他後續的生活和治療，我僅能祝福他。

潦草卻堅持的字跡

當人用生命穿透了世間一切風景，接下來會是什麼景況呢？這答案幾年後出現了。

三年後的某一天，我被安寧病房緊急會診，因為他又入院了。

或許我太久沒有見到他了。當我踏入安寧病房，第一眼看到他時，我心想，如果他從我身邊走過，我會認不出是他。

他瘦到只剩皮包骨，兩眼的眼眶凹陷，被黑眼圈包著。

看到我時，他的眼神很空洞、無神，但他知道我來了。想要舉手，跟我握手，只是右手指稍微動一下就停了，因為他連舉手的力氣都沒有了。

不過他仍示意有話要說，所以護理師把紙、筆放在他床上。

他拿起筆，筆卻在手指間晃動了好幾下，因為他都快握不住筆了。

即使如此，他仍舊堅持，於是潦草的寫下：「可以讓我聽到自己生命最後的聲音嗎？」

這次已經不像之前那麼簡單，因為他的腫瘤已經擴散到全身。

這次不像上次在嘴巴插根管子，而是在脖子上直接插了根小管子，也就是氣切開口，導致他真的又變成「插喉者」了。

要恢復到有聲音，那可真是困難呀。

他那雙泛黃，卻又滿是紅絲的眼睛，彷彿也在代替他，表達這唯一的渴望。

他一直殷切的看著我，我知道他在等我的回答。

生命是有極限的，技能也是有限制的，但想到他的境遇，我竟然對他點頭了。

現場所有的人都傻住了，當然包括他，似乎在問：「真的嗎？」「可能嗎？」「不會吧？」「他還可以發聲？」

其實呼吸治療也是我的專業，我只要在氣管開口裝上一種特殊鈕釦，他就有機會發出聲音。

我囑咐呼吸治療師送來此裝置，並為他裝上。

當他用力咳出第一聲，那聲音就如同敲動安寧病房裡每個人的心，大家靜靜聽他說出第一句話：「謝謝，黃醫師。」

很快的，掌聲、笑聲同時間充滿了安寧病房。

嘴角的一抹微笑

他笑著，雖然臉色很憔悴、很累、很疲憊。當他床邊的人發出歡呼聲時，同時鮮血也無情地，靜悄悄地正從他鼻子中的鼻胃管冒出。

他的一雙大腿也出現網狀紋路，他喉頭中正傳出咕咕囉囉的痰音。

我知道他要走了。

在我眼前的他，累到快閉上眼。

他很勉強地拿著手上的筆，很潦草的寫下：「Bye」。

即使如此，他的嘴角仍有一抹微笑。

我握住他的手，靠在他耳邊說：「放心去吧，不會痛苦的。」

此時，耳邊響起你那天，被我們一再安可的一首歌曲。

當你沉默我不再詢問　當你的笑容變得陌生

你的哀愁我再也不介意　因為我不再看見你
這是最後的一場電影　這是不見傷感的分手

這真的是一場很快散場的電影。當他在我面前，嚥下人世的最後一口氣。

簽了DNR，卻仍被插管？

離開安寧病房時，護理師問我：「主任，我不了解一件事，為什麼他簽DNR，還會被插管？甚至做氣切呢？」

我搖頭長嘆：「有了DNR，不等於就擁有了善終。這是很現實的臨終處置，有學者統計：國內預立安寧緩和醫療意願的人數約二十萬人，但實際上每年可以得到善終的卻只有近萬人。換句話說，即使在簽了DNR的病患中，也有百分之九十五的人，『好死』的願望並未達成。

「請想像這名患者，當第一次病重，被插管，然後救活後。如果你是家屬，再次遇到病患病重，妳會如何？」

「我會希望病患再次像第一次可以被救活，所以當病患又昏迷時，所有決定權又推回到家人身上。一般家人在驚嚇中，由於不捨得患者失去生命，會依之前第一次的經驗去決定，病患也就被插管，甚至被氣切。」

我嘆氣：「所以常常看到簽了DNR，卻又被急救。有些家人會後悔，甚至還會說我不知道後果會這麼嚴重啊！」

聽見重症病患的心聲嗎？

「所以我們醫護人員再怎麼告訴一般人，其病況的危險或嚴重，一般人即使點頭了，也會有自己推想的危險或嚴重，這些在認知上完全有落差，往往直到生命真的結束的那一刻，才會驚醒。」

我點頭：「所以我一直提倡『善終』。**『善終』不只應該從還沒生病開始，而是從日常生活就開始**。對於急重症病患，我們發揮我們的『善』能，『終』結患者的苦難，進而促成他們美好生命的延續，這些也都是『善終』，所以善終，不應該只限於病患末期或瀕死邊緣。」

「主任，真希望也許有一天，立法會更順應真實人心的善終。」

我回頭望向病房外長長的走廊，對護理師說：「如同這長長的走廊，我們仍舊走過去了，不是嗎？往前走就對了，加油！」

但回到加護病房，當我又看到一群喉嚨插了管子的重症病患，我不禁低頭捫心自問：「他們的善終心聲，又有誰真的聽得見呢？」

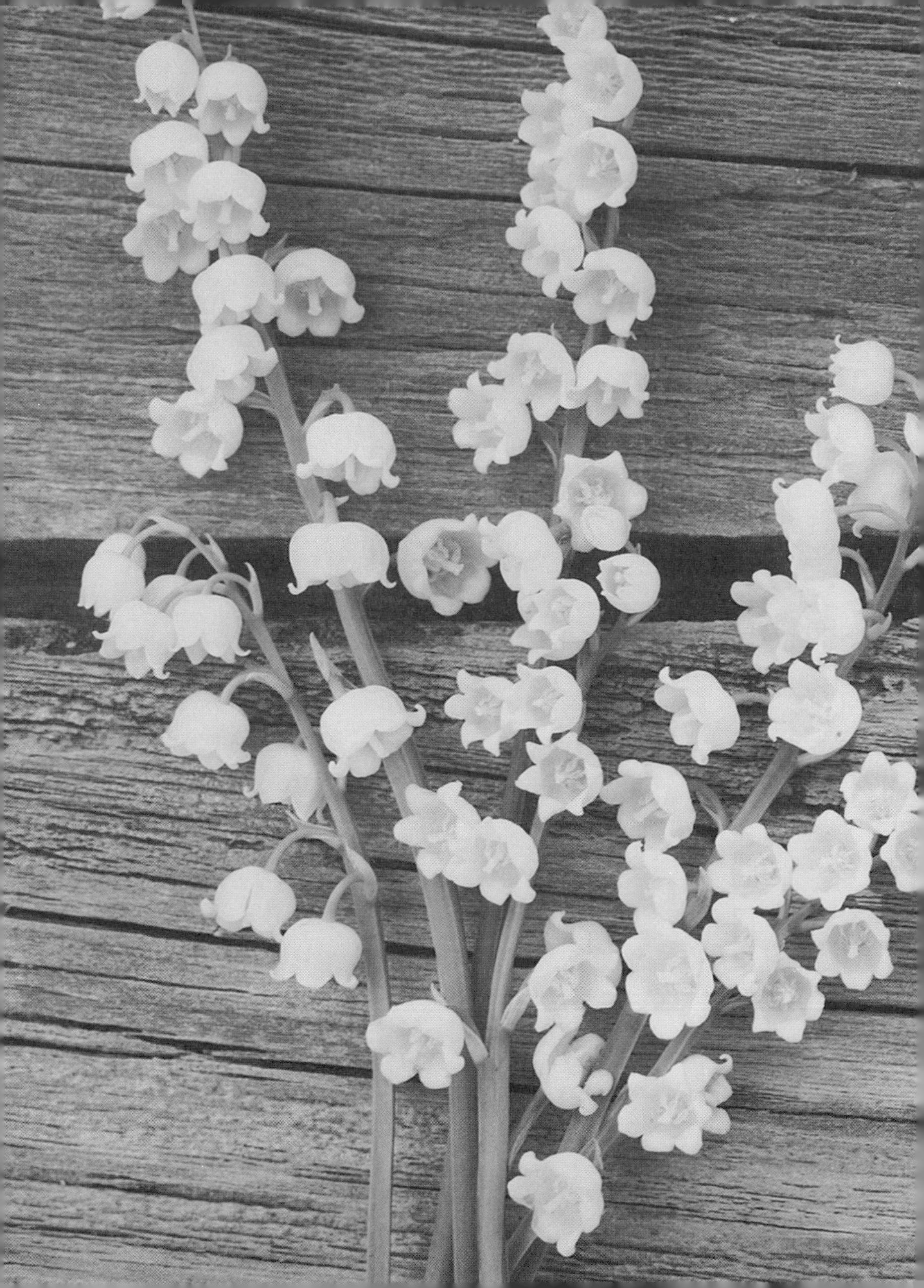

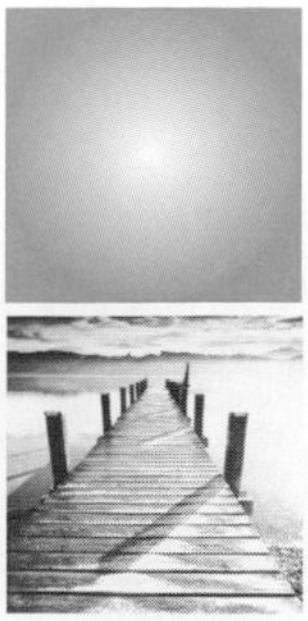

一生最後的願望

她先生低頭說：「我們擔心簽了DNR，醫師就不會搶救她的生命。」

在門診，她帶來了一疊病歷，並且很有禮貌的介紹自己：「我來自苗栗，姓苗，叫苗X妙，大家都叫我喵喵喵。」說完，她還學貓咪叫了三聲喵喵喵。

我原本低頭專心看她帶來的病歷，不禁抬起頭看她，對她微笑。

因為要一個五十五歲的女性，忽然在我面前學貓叫，是很特別的事。

不過，看她表演得如此自然，我心想，她應該已經很習慣如此介紹自己。

「醫生，為什麼我的醫師告訴我最多只活三個月，但我今天卻已活到第一百二十九天了。我的醫生算錯時間了吧？」

我說：「那只是一個平均值而已，不代表生命結束的時間。」

「可是，這也太不準了吧……」

看她這三年肺癌的治療經過，市面上可以用的化療藥物都已用過了，也就是她現在已經沒有標準化療的藥物可以使用了。

只見她很擔心我看不清楚之前醫生對她的治療，急著對我說：「醫生，我告訴你，我C牌藥物過敏，對A牌藥物的效果不好……」其實病歷都已詳細記錄這一切。

傾聽、同理病人

看她禿溜溜的頭、憔悴的臉色，以及有斑點的皮膚，我想腫瘤也正在她的身體蔓延。

我問：「為什麼妳不在原來的醫院持續治療呢？」

「我看黃醫師寫的書，想在生命結束前認識你呀！」

我心想，妳要我協助妳什麼呢？當一切證據顯示，妳的病情並不樂觀。

還來不及問，只見她說：「醫生，我來找你，不是想做化學藥物治療。我只想問，有沒有比化療更好的方式？」

忽然，她哽咽起來：「其實我都知道，經過三年的化療，電療也做過了，但都沒效，所以我是來這裡等死。是嗎？」

我知道一個人抗癌的辛苦。那種不知道治療效果如何，只能任憑醫師處理的懼怕與不安。

無奈除非經過幾個星期或幾個月，不然我們無法了解治療的效果，只是病患在焦慮中等待答案，他們心裡非常痛苦。

「醫生，我不想死，你知道嗎？」她忽然滿臉焦慮地看著我。

但，接下來她又向現實妥協了：「可是，醫生，我知道我終究會死，而且很快就會死……我好難過……」

知道自己會死，不會是一件令人高興的事。

我該如何幫妳呢？

我用開放性的問題問她：「為什麼，死亡會讓妳如此難過呢？」

只見她拉著一起來的先生和女兒說：「如果我離開了，他們怎麼辦？」

她身旁的女兒已紅著眼眶，對她說：「媽咪，別這麼說。」

搶著回話的家人

但先生卻很不悅：「妳看妳，我都跟妳說過沒有怎麼辦，只有一直辦下去。已經跟妳說了多少次，就跟妳說我們會照顧自己。拜託妳好好養病，別再問怎麼辦了。」

從她一進來門診，我大部分都是聽她說。

因為我知道她似乎需要有人聽她說話，反而不需要太多回答。

無奈她的家人，或許是擔心她的病情，不但跟著她一起焦慮，甚至搶著答話。

我問她：「那妳想要如何協助妳自己呢？」

她還在思考中，只見女兒就已先說：「媽咪，她想要安寧療護。」

先生馬上接著說：「黃醫師，不要聽她一直囉嗦，快點給她辦住院。」

女兒也說：「對，對，快給她住院。不然她在家很吵，我和爸爸都要上班，快受不了了。」

她安靜了一分鐘，卻依舊低頭，彷彿在思考。

「後面還有病人，妳不要一直呆在那兒，悶不吭聲，阻礙別人看病呀！」

用盡一生最後的力氣

只見她微微搖頭：「黃醫師，我目前不想住院，我還可以走動。但，你可以告訴我們，哪裡可以簽拒絕急救心肺復甦術的同意書嗎？」

女兒說：「上次，妳不是已經在其他醫院拿了同意書回家看嗎？」

只見她說：「我考慮很久，現在考慮清楚了，所以我今天要簽，但是發現忘記帶來了。我想要今天簽呀！」

先生又叨念：「都忘東忘西。到今天了，習慣還不改。」

我請護理人員帶她去拿同意書。當他們走出診間，我忽然感受到出奇的安靜。剛才我都在傾聽、觀察這家人的溝通模式，對於我的問題，她的女兒和先生都焦急地搶著回答，而她呢？也是焦急地要告訴我她的病情，原來這家人似乎已經習慣用搶答來表達自己了。

過了兩週後，我的加護病房新名單中出現了她的名字。

我百思不解，不是已經說好了，不要插管急救嗎？為什麼我眼前的她，還是被插了一堆管子呢？

我走近床邊看她，她雖然血壓很低，但意識還很清楚，只是看到了我，她非常激動，猛烈想要掙開那被約束的雙手，似乎這是她用盡一生最後的力氣在猛搖床欄。

其實，她的掙扎力氣是不強的，因為床欄才搖一兩下，她就沒有足夠的力氣再搖了。

病人的深切渴求

一旁的護理師，擔心的跟她說：「黃醫師來看妳了。妳不要太激動。」只見她的淚從眼角流下。

我看了，好鼻酸，也好心疼，因為我心裡非常知道她想要什麼。

我對她說：「想把管子拿掉？」

平躺下的她無法點頭，但取而代之的是以那雙充滿渴望的眼神看著我。

我轉頭請助理通知她的先生和女兒過來，然後再握住她的手，說：「相信我。

我馬上找家人協助妳。」

她半信半疑，時而抓緊我的手，時而又想放手。

我說：「妳放心，我只是離開妳一下。好嗎？」

我輕輕拍著她的手，她才願意放開手，讓我走。

她的先生和女兒來了。我一見到他們，馬上問：「那天不是要去簽不施行心肺復甦術的同意書嗎？」

她先生低頭說：「本來有要去，但是我和女兒商量後，就叫她不要簽了。我們擔心簽了，醫師就不打算搶救她的生命，畢竟……」

他的眼眶泛淚，說：「畢竟……我們都不想失去她呀！」

女兒也說：「可是……可是媽媽說，她讀黃醫師的文章好多遍，知道你不會騙她，所以她還是覺得要簽，才可以獲得妥善照顧。但是當時我和父親就不讓她去簽。我們真的不知道……我們只是要急診醫生盡力搶救她，卻看到她被五花大綁，還不能說話，也不能下床，連大小便都要護理師協助清理……」

放棄急救，不等於放棄治療

唉，這又是病患的家人似懂非懂，但又用自己所認為的想法，去決定病患的生死病痛。

即使病人表達自己的意願，但在我們的文化裡，似乎難以被接受。因為通常都是多數的家人說了算，甚至有些家庭會因為某個家人的情緒比較激烈、不安，就依他的想法作為決定。

那麼，**病人的自主權呢？在我們的社會裡，通常已被身邊的家人悄悄奪走了**。

我耐心地對先生說明：「放棄急救，並不是放棄治療。你們用自己的擔憂心情，去決定了病人的受苦程度，這是不切實際的。

「也只有放棄急救，她才不會像你女兒所說的：病人只能眼睜睜的任人擺布，並且心裡感到非常恐懼。對於一名癌末病人，在生命的最後，還受到這些折騰，於心、於情，我們都不忍心，不是嗎？」

此時女兒大聲泣訴：「我們不知道，我們真的不知道……會有這樣的局面，怎麼辦？黃醫師，怎麼辦？我們要怎麼辦？」

女兒嘶啞的哭聲，讓整個會客室充滿哀傷。

完成她這一生最後的願望

女兒似乎對自己感到非常懊悔，她突然跪下來。

我不忍心，趕緊把她扶起來。

我對著哭泣不已的女兒說：「來，我們一起來完成她這一生最後的願望，好嗎？」

「願望？媽咪有什麼願望嗎？」

「媽咪想要把身上的管子撤除，我們需要一起協助她，這已經不只是你們和我簽字就可以，法令已通過對於媽咪這種情況，我們可以撤除她的維生系統，只是我仍然需要其他專科醫師確認，還有向倫理委員申請妳媽咪這特殊的情況……」

這時，先生卻開始搖頭：「只是沒簽一張不施行急救的同意書，後面就有如此多的手續要處理，你們怎麼如此麻煩啦！」

唉，這又是一種事情沒處理好，就責怪別人的人，但我也明白，這是人們對於自己面臨悲傷時所產生的心理防禦機制，所以，我並不會受影響，也不會責怪對方。

事實上，**病人能不能善終，並不是病人一個人有意願就夠了。顯然，家人的意願也要一致。**

其實，**家人只要能將心比心，將躺在病床上的病人想像成是自己，想像若是自己在生命的最後一段路，希望如何被對待，那麼或許讓病人善終就不是那麼困難的一件事**。

只是，在我們的文化裡，我們習慣迴避死亡，家人之間也不會去討論或溝通。那麼，究竟有多少家人，能將病人的善終，當成自己的善終，好好的思考，並且給予尊重呢？

善終，不應該只是個人的事，應該是要從家庭以及學校教育開始著力，畢竟，這是我們每個人都無法逃避的啊！

家人，若希望病人能善終，請記得，要給病人足夠的時間思考和說話，而不是一直搶著說話，也不要一直搶著下決定。

請尊重病人的意願，畢竟要面對死亡的是病人，怎麼能不給病人沒壓力、無恐懼的走完人生最後的一段路呢？

辛苦了，我的那位病人。

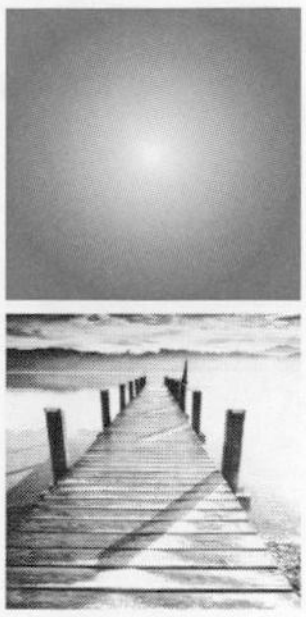

總是幫家人說話的爺爺

爺爺說：「等過了年，再說DNR的事吧！」

我想全世界的人最喜歡唱的歌就是生日快樂歌了。

「祝你生日快樂，祝你生日快樂……」從國語唱到台語，又從台語唱回國語，好大聲、反覆地一回又一回。

百歲人瑞的慶生

這一天，醫院大廳就塞滿了近百人，這些人都有兩個共同點。第一、他們都是同姓；第二、今天的壽星是他們的長輩，而壽星呢？是我的病人。他今天一百歲，百歲人瑞，真不簡單。

爺爺的太太，在年輕時因難產而過世。爺爺從年輕時就開始打拚，所以中部某些土地都是他一塊一塊打拚下來的。

聽說他當董事長到了七十歲才退休。他的名言是，「一天上班，就一天快樂。」

我曾問爺爺：「那麼，現在退休了，就不快樂了嗎？」

記得爺爺笑咪咪地說：「退休了，如果多活一天，就多一天快樂啊！」

這麼樂觀，我想這是爺爺長壽的原因之一呢！

為爺爺慶生那天，當我把麥克風給爺爺，問他有什麼生日願望時，爺爺沒回答，反而先唱起日文的生日快樂歌。

這是第一次聽到百歲人瑞唱歌，在場每個人都和我一樣，完全感染了喜悅。

尤其是對我來說，一個老人家戴著氧氣，還可以雙手一抖一抖地抓著麥克風，搖晃著唱歌，這比爺爺說出生日願望還更神奇，我當下也完全感受到這個大家庭的幸福。

爺爺年輕時是老菸槍。他曾經告訴我，他這一生若有後悔的事，就是學會了抽菸。

這幾年，爺爺只能坐在輪椅和躺在床上過日子，但更讓他痛苦的是，後代的子女也會抽菸。

老爺爺的心願

爺爺雖然年紀很大，但是頭腦清晰，說話也很清楚。

有一次在門診，他嘲笑自己：「為什麼上天不讓我癡呆一點？」

我拍拍爺爺的手，對他說：「外面有很多比您年輕好幾十歲的老人家和他的家人，正在羨慕您啊！」

「有什麼好羨慕的？不就是上班後下班？下班後休息？如果不能上班，就退休過日子啊！」

我告訴爺爺：「能表達得如此清楚，思考如此清晰，這是上天給的禮物呀！」

「老了，就知道自己會死，逃不了的。對了，黃醫生，我什麼時候會死？可不可以死得痛快一點？」

我苦笑：「我無權，也無能去知道誰會什麼時候死亡。但是我倒知道怎樣會死得痛快一點。」

爺爺可真的很有興趣知道。

為老花眼的爺爺，逐字念DNR

他問：「我一大把年紀了，只知道怎麼好好一直活下去，但都不知道怎麼好好讓自己死去？快告訴我。」

我心裡想，該如何向這位百歲人瑞談善終，總不能一開口就叫他不要急救自己。

我問：「爺爺知道什麼叫『壽終正寢』嗎？」

果然老人家知道。

他說：「就是像我這樣年紀大了，疾病多了，只想好好在睡覺時過世，這是死得痛快呀！」

我微笑點頭：「那一種是可遇不可求啊！」

爺爺也微笑：「生命並沒有太多可遇不可求。怎麼辦？」

「爺爺可以先預立醫囑，選擇自然死亡，拒絕施行急救（DNR），就是不要進行心肺復甦術，可以嗎？」

爺爺聽完，沉默了幾秒鐘。

我知道他正在認真的思考。

我耐心的等待爺爺的回應。

爺爺原本低頭，這時抬頭看我：「你的提議很好。有要簽字嗎？」

我拿出DNR同意書。我這才發現爺爺有很嚴重的老花眼，他都看不到同意書上的字了。

我很努力一個字一個字念出來，讓爺爺聽。

只見爺爺一直點頭。

「爺爺，我念完了。你要簽字嗎？」

爺爺頓了幾秒，開始搖頭。

他說：「年底到了。等過了年，再說吧！」

唉，爺爺就像一般傳統上了年紀的人，對於自己的死亡是迴避的、是遲疑的。可是，爺爺永遠不會想到這次的遲疑，才是他這一百年在人世最後悔、最痛苦的事。

因為所有親情的殘酷真實上演時，彷彿當時大家庭慶生的喜悅，已不復存在。

沒有一個人來看爺爺

小年夜，爺爺住進加護病房。

巡房時，我請護理人員告知，希望找家人來懇談，因為爺爺這次的病情不樂觀。

會客時，我等呀等，卻等不到爺爺的家人來。

我問爺爺：「家人為什麼沒來？」

爺爺有氣無力地說：「年關到了，他們正忙著做生意。」

我囑咐護理師一定要把家人找來，因為爺爺的心律不整愈來愈嚴重了。

我心裡想，他們的家人那麼多，應該會有人來吧！

除夕夜，我再度巡房，但爺爺已經意識模糊。由於呼吸衰竭，昨晚已插著呼吸內管，無法說話了。

「家人呢？」我有點激動地問護理師。

「大兒子在台中，二兒子在屏東，女兒在桃園，電話都打遍了，爺爺的兒女們都說今天無法過來，因為要各自跟家人在除夕夜圍爐。更何況，這幾天寒流來襲，他們都已經七、八十歲了，也不方便出門。」

我聽了，心都冷了，比寒冷的氣溫更冷。

連醫師都開始聯絡病患家人

我直接打電話給爺爺的兒子和女兒。打了好久，響了好久，電話都沒人接。不知怎的，我竟開始捨不得爺爺。

是人的生命太脆弱？還是人的感情太脆弱？這是好幾代的家族，我好不願意相信大家正在享受圍爐，卻可以把親人留在加護病房裡。

初一，好不容易打通大兒子的電話。

我在電話裡告訴他爺爺很危險，爺爺的生命隨時會停止，卻聽到大兒子說：「難得大過年，醫師，你不要掃興，說那麼嚴重的話。我老爸的身體，我們家人心裡有數，他已經住過加護病房兩次了，都可以安然出院。你放心，他這幾天雖危險，但會恢復的……」

就這樣，家人又不來看爺爺了，哪怕派個年輕人過來也好啊，可是也沒有。

初二，我巡房，護理師說：「可以打的電話都已打遍了。不管是兒子、孫子們，他們都很生氣，叫我們不要再打電話給他們了。等初六上班，他們有空，自然會有人來看爺爺。」

我問：「那爺爺的女兒，可以來看爺爺嗎？」

護理師回答：「女兒說她要回婆家過年。」

爺爺的疼痛與遺憾

初三，清晨三點，我接到醫院打來的電話，提到爺爺的心跳已經停止，已告知爺爺的家人把他帶回家。

待我去醫院，再踏入加護病房，大夜班的護士還未下班，跟我說，她覺得有點挫折。

我問她：「為什麼？」

才知道原來爺爺的家人派了兩個孫子來的時候，很不高興。他們覺得醫護人員在過年時，每天都一直打電話給他們，告訴他們爺爺病情不好，就像是在詛咒一樣，而且他們質疑是醫護人員的能力太差，爺爺才會這麼快過世。他們對護理人員說話，還很不客氣。

我聽了，心裡也覺得沉重又憤怒。

爺爺因為沒有簽拒絕心肺復甦術的同意書，而他的家人也不來協助爺爺善終。爺爺還得一直等心跳停止，讓醫護人員往身上電擊無效後，才可以和家人相聚，才可以回家過年，實在是不勝唏噓。

人們對於喜悅的事，總是笑臉展現，且大聲歡唱，那對於不是喜悅的事呢？中國人對於死亡總是迴避、逃避，從上一代推到這一代，又從這一代推到下一代。對長輩的善終決定呢？家人都會覺得最好不是由我決定，而一遇到過年，家人就有更合理的理由說沒空，尤其是病危、病重和病死，找其他人最好。

善終，不是一個人的事

可知道我們護理師不斷的打電話，即使好不容易聯絡上了，卻又是這家推給另外一家，另一家再推給另一家，一直如此循環。這是傳承嗎？這是推拖、踢皮球。

一個人要善終，需要家人一起協助。

這一家人，家裡有百歲人瑞，這不是很令人羨慕的家庭嗎？因為大家所擁有的，不都是爺爺打拚下來，傳承給大家的嗎？

如果是如此，那麼爺爺的長壽，不是值得讓家裡每個成員高興的嗎？然而，這家庭卻不知，讓長壽的人善終，才更是值得高興的事。

無奈這個家族，根本沒有人去感恩、去思考。尤其當面對死亡，大家都逃避，甚至認為爺爺應該每次都可以順利進出加護病房。

大家如此冷漠地對待爺爺，那麼爺爺呢？爺爺並沒有對大家冷漠吧？爺爺甚至還幫大家說話，他說：「年關近了，大家都在忙呢！」

大家不就是因為爺爺百歲而高興嗎？那百歲後的爺爺呢？當爺爺再次病危，即使是在過年時，大家似乎有一千個理由，就是避諱來醫院一趟，給爺爺一個好善終。

大家以為長命百歲是值得慶祝的事，但是當百歲人瑞的身體受盡急救，而斷了多條肋骨，電擊好多次後，才宣布急救無效。

這樣的長壽人，真的是好命人嗎？

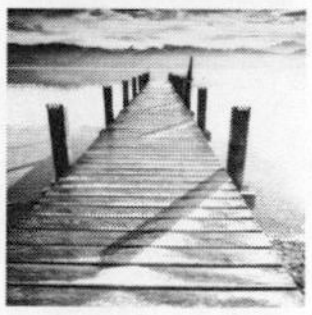

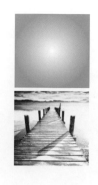

沒有理由叫我放棄妳

妳迷糊地看著我，因為隨即聽到妳叫：「主任，我要簽D……N……」話未說完，妳就已昏迷了。

妳的呼吸愈來愈急促了，不但手腳冰冷，還頻冒汗。

妳的汗，分別從鼻梁、兩旁的眼眶，直直流不停。

我專注看著。

妳是我的急重症護理師，妳很清楚我們所有的醫療處置步驟。

妳忽然很慌張地抓緊我的手說：「主任，我吸不到氣，好難受，好……難……受……」

我很平靜地回答妳：「我知道，我來幫妳。」

我示意呼吸治療師把氧氣量提高。

我拿起聽診器，仔細聽兩側肺部，充滿了囉音。

我說：「妳有急性肺水腫。」

妳狐疑看我，或許正確的說，應該是妳迷糊地看著我，因為隨即聽到妳叫：「主任，我要簽D……N……」話未說完，妳就已昏迷了。

身旁的監視器告知我，妳正缺氧中，氧合濃度從百分之九十，一直往下掉到百分之八十，心跳、血壓也正在下降中。

我冷靜的感受自己體內腎上腺素的急速上升。

我臨危不亂的跟身邊的護理師下達指令：「我要緊急插管。」

我們這些平常訓練有素的急重症夥伴們，很快在妳心跳停止之前，就做完了急救，隨後把妳送進加護病房。

拒絕進加護病房

我還記得當年第一次見到妳時，就是在加護病房。妳二十七歲，擔任我的專科護理，每天跟著我進出加護病房。

那天在急診室，是妳生產後兩週，才剛剛當上媽咪的喜悅，卻在晚上突然送來急診。

急診同仁知道妳是我的護理師，就呼叫我，那天我剛好還在醫院。

主訴是逐漸呼吸困難，無法躺平睡覺，甚至是連走到廁所都很喘。

急診醫師和我討論，問我的意見。

我認為是產後心衰竭，於是安排心臟超音波，最後證實無其他心臟病，但心功能不足。

於是，我對妳說，因為急性肺水腫併發急性呼吸衰竭，所以要送妳到加護病房緊急處置。

妳一聽我要把妳送到加護病房，一個妳、我最熟悉的地方，妳已開始拒絕、反抗。

可是我受過急重症專科訓練，我知道妳當下的決定是錯誤的。

我在妳的身邊，一直看著妳，因為我不願妳失去黃金治療的時間，而且我知道從現在開始，妳隨時都會因為肺部裡的水過量，而無法呼吸，所以我一直站在妳身邊。

而當妳在我面前失去意識，我以我的專業判斷，把妳送進加護病房。

其實，產後心臟衰竭是很罕見的，發生率僅百分之零點零八。它好發於懷孕的最後一個月，以及產後的前五個月。

在診斷上，最主要是要排除已知原因的心肌病變，以及吻合心臟超音波的診斷條件。

為什麼有些人產後會有這種情況？其致病機轉目前仍不明，但也有人認為在懷孕晚期，約三十四週後，若有使用安胎藥，平均在五十四個小時後，有百分之四點四，會有急性肺水腫發生。

在治療上，保持病人有足夠氧氣，再用一些利尿劑，把過多的水排出。通常症狀在二十四小時內，可以獲得消除。

所以，妳在我使用利尿劑，把肺部多餘的水排出去，再加上有充沛氧氣，保持妳的身體一直有足夠的氧氣，隔天X光，即顯示妳肺水腫已消失。

這種水，來得快（所以才叫急性肺水腫），也去得快，只要對症下藥。

隔天早上，妳醒過來了。

我握緊妳的手：「相信我，妳這次撐過難關了。」

但妳眼神依舊焦慮，只有等我親自拔除妳的呼吸管，妳才搖頭，苦笑說：「主任，謝謝你。」

千萬個不捨

出院那天，妳抓著我問：「主任，我那時是不是應該要簽DNR？」

我回答：「這次，妳幸運的是來不及簽。」

妳疑惑看我。

我說：「一般人，或甚至醫護人員，通常會有一個錯誤觀念，以為一旦生病了，一切就要結束，卻常常忘記，若疾病只是急性發作，且治療後仍可以活上好幾年，我們可是要完全把生命搶救回來，這才對得起自己的良心呀！

「這次，我要謝謝妳來不及簽DNR，也剛好遇上我，因為我知道妳這次的疾病是急性的、可逆的、可以活下去的，所以我就全力以赴，因為沒有理由叫我放棄妳呀！

「更何況，當天晚上，若我隨妳決定，這世界將會失去一條年輕的寶貴生命，我也失去一位得力助手，而孩子更會失去一位媽媽。我將心比心，是千萬個不捨。

再說，我知道這種疾病的死亡率是很低的，我就應該盡全力阻止這又急切又危險的病，不是嗎？」

妳似乎有所體悟。

妳說：「反過來，若我得的是重病，且疾病是不可逆的，而且即使救回來也是半條命，僅能苟延殘喘。若是這樣，那麼，主任，你就不用出手救我了。」

我苦笑對妳說：「那時候，我依舊會出手救妳，因為……」

妳滿臉疑惑。

我繼續說：「妳只說對一半呀，一個人生重病，只是疾病的嚴重，並不代表疾病療養，就一定是疾病已經到了末期。如果可以治癒，我們醫療人員絕不可以輕易放棄。」

拚命為病人爭取存活機會

「善終主要是針對疾病到了末期，而且活不超過六個月的病患，不過，這些都還需要兩位專科醫師的確認。」

「記得，不是因為病患的情緒不好，不是因為病患的家人焦慮不堪，我們就判

一般人會說，準備好了退休生活、準備好了養老金等，
卻都不會去說，已準備好自己的善終。

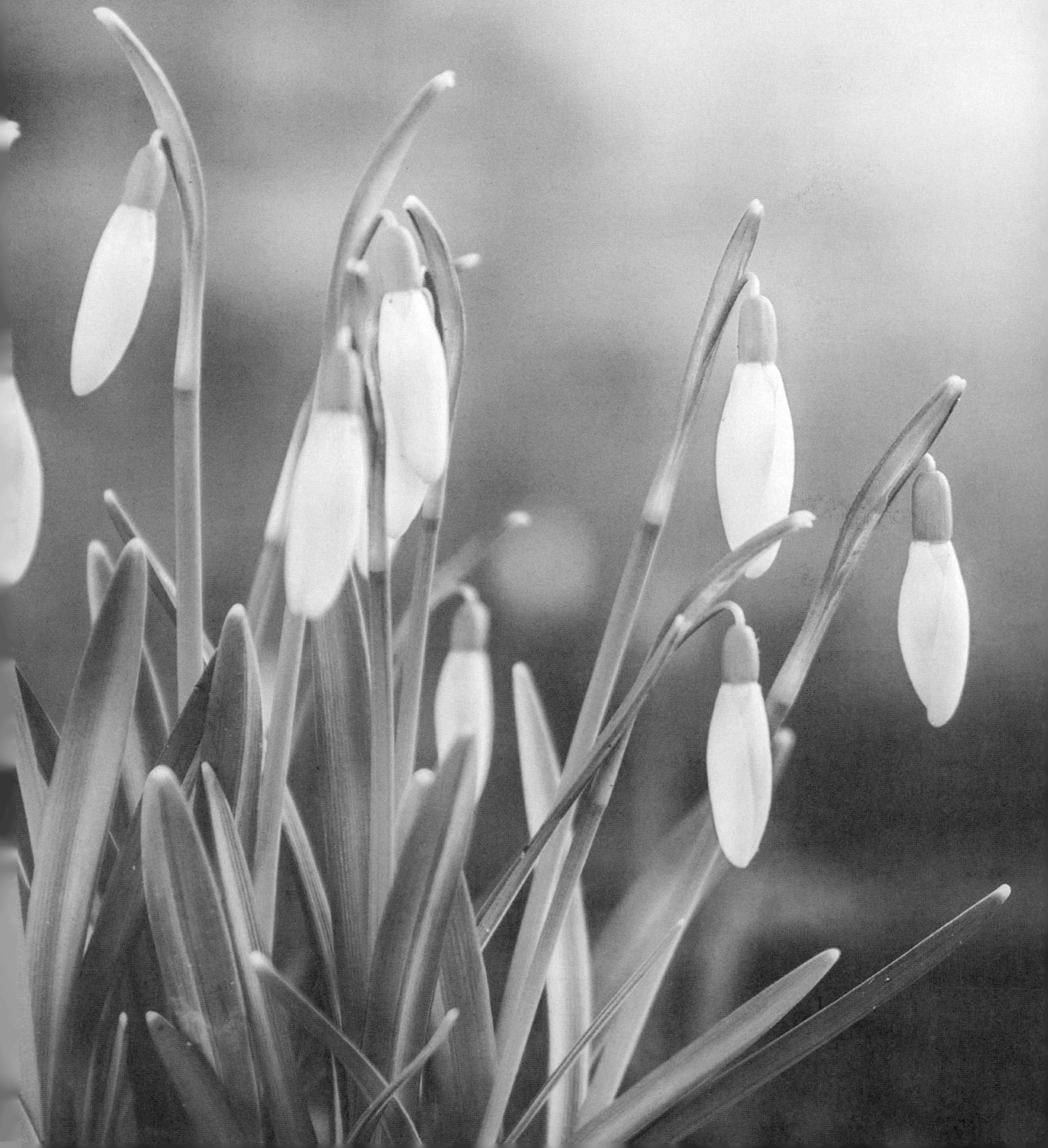

定病患沒有得救，這對病患是不公平的；也不是因為醫療人員緊張、焦慮，就判定病患無法存活。

「任何可治癒的急性病情，記得要給病患生存機會，病患才有機會。病患是無知的，但是經過專業訓練的我們，對每個急重症疾病是有知的，若我們不去替他們爭取生命，又有誰能協助他們呢？」

「經歷這次生病，我才知道生病不只是令人恐懼，也令人無助，甚至當時自己只會胡亂下決定。

「我好慚愧，更了解主任所說，終止病患的痛苦，要從疾病的治療就開始了。而醫療人員也都應該要學會『善終』，而不是等到疾病末期了，且活不久了，才說要來善終。」

「唉，生病是可憐的，但卻是人人都必經之路。我們身為醫師，盡力解除病人疾病上的不舒服，病患也才有機會活下去。但，疾病如果真的到了末期，遇到不可逆的時候，我們也會給予病患安寧療護，讓病患有尊嚴且舒適的過世。

「妳知道嗎？當我每次看到病患在那裡痛苦地接受我們所謂的急性處置時，我總會難過，但我也更了解，原來**盡量減少痛苦地來面對病痛，是每個病患當下心中最大的期望**，不相信，妳可以問問我們加護病房的所有病人。

「而我們醫護人員卻以為是要到末期，病患才需要被善待。可知讓病患舒適地活下去，是很重要的，不是嗎？」

妳忽然眼眶泛紅：「主任，不用問其他病患，問我就可以了。那**生重病所引起的恐懼、不安，是平常的好幾十倍**。這幾年跟隨主任，我今天才知道**善終不是只放在末期病人，而應該是我們加護病房裡的每個病人**。」

I See You

「善終，不應該只是放在加護病房的每個病人，而更要在每個醫師、每位護理師日常處理病患的每個細節與步驟上。可知加護病房的英文縮寫是什麼嗎？」

「是ICU。」

「沒錯，是ICU，就如同『I See You』，就是要時時刻刻告訴我們，我看見你。若是我們醫護人員都能時時刻刻看見病人的需求，那是多麼幸福的事。不是嗎？」

只見妳喃喃重複：「I see you……ICU……I see you……每個人都看見每個人，每個人都可能會生病。善終，不是因為疾病無法治癒才開始，而是我們應該善待每個人生病的每個階段，而且，由始至終都如此，這才是全程的善終。」

我記得妳出院那天，妳哭了。
我知道妳流淚，不是悲傷，是妳對生命的一種尊敬、一種感動。
如同我老師所教我的，而我教給了妳，不是嗎？

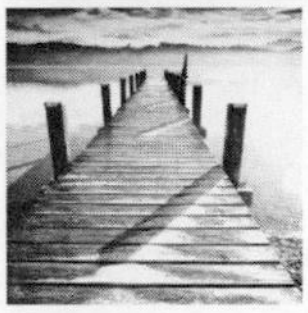

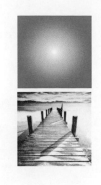

被忽略的病人家屬心情

一般人以為簽了DNR，就能善終。一般人以為簽了DNR，家人的壓力就會解脫。這是不對的。

在陪伴家人善終後，一般人都會以為病人的痛苦既然解脫了，那麼家人的悲痛也一定解脫了，但事實卻不一定如此。

我的心已經碎了

在那一段陪伴病人的日子裡，家人的情緒是壓縮的，一切都以臨終病患情緒獲得解除為主，但家人呢？

很少有臨床人員在乎的，我起初也是如此，直到病人過世後，許多病人的家人來分享他們的心情，我才知道病人的善終雖然獲得了解決，但其實家人的情緒撫平，更是需要時間來恢復，而且恢復所耗費的時間，也許會比我們預期來得長。

在陪伴心愛的人善終後，病人家人總告訴我：「我的心已經碎了。」或「我好難過。」「我已經了無生趣了。」等等。這些，在陪伴善終的過程裡，是不會出現的詞語。

這些描述其實並不誇張，它很貼切的表達出這些人所經歷、壓抑的一切。嚴重的，生活似乎就變得很片段，或變得迷茫，或耽溺於過往的回憶之中。對這些人來說，要回到工作崗位，有時候是非常困難的。

徐女士和她的丈夫在傍晚時出去散步，當他們正討論退休之後要如何規劃生活時，一輛車子突然橫衝直撞過來，先生全身多處骨折，且多處開放性傷口，經過緊急處置，依舊不樂觀。

徐女士在加護病房進出當中，表現得很穩定，她說：「我和先生討論過退休，也討論過如何面對生死，包括拒絕急救……」所以她在加護病房替先生簽了拒絕急救的同意書，也為先生準備好一切喪禮。

這樣理性的人，應當能將生活規劃得很好。

但在她先生過世後一個月，她來到我門診。

家屬比病人還焦慮

她描述先生去世後，她心裡的感覺，「我覺得好像有一陣冷風吹入我的身體，而我的心和所有感覺也因此凍僵了。其實，一直到喪禮過後，我才懂得哭泣。起初，他在加護病房時，我根本沒有什麼悲傷的感受。事實上，是我無法有任何的感覺，我就像行屍走肉，平穩地處理他的一切，只希望他安心走完這一生。黃醫師，難道是我沒有幫先生做好善終，才會天天如此情緒失控嗎？」

徐女士的狀況是「創傷後症候群」。當一般病患受到重病侵襲，我們大家都會集中在病人本身有沒有得到照顧，而會忽略重病身旁的家人。

尤其當與善終有關，這絕不是小事，而是大事，因為會左右能否善終的決定，不僅是病患本身，就連病患家屬也很關鍵。

根據研究，**當面臨善終的重大決策是在病人身上時，病人家屬所呈現的焦慮指數是很高的，有時甚至會超過病患本身**。

這也許是家屬的情緒不像病人的情緒，會分層描述清楚，但家人的壓力其實隨時都會比病人大，主要是來自於，每一個家屬都想幫助病人解決問題，但卻不知如何是好，也不知如何幫起。

更何況當知道眼前至愛的人即將消逝，內心所呈現的緊張和不確定感，就與日俱增。

我們都以為身體上有病的病患最難過，殊不知常常陪伴來看病的家屬也會難過，尤其知道眼前的病患一天一天將消逝而去。

我們似乎大家都說好不讓病人受苦，但善終進行中的家人呢？難道他們就因病患善終，就不受苦了嗎？

病人家屬的各種焦慮與壓力

有時家屬的焦慮，不見得只是因病患病情愈來愈不好而焦躁不安，而是因隨著時間的變化，病情怎麼沒有消失？或可能快過世的家人卻又忽然迴光返照？甚至病患並沒有依判斷的時間走完這人生？

有時候病患本人已和疾病相處好幾年，他的情緒壓力也隨時間拉長，知道自己來日不多，反而愈來愈平靜，然而這些臨終家屬的情緒壓力呢？不見得也會平撫下來。

有時候，隨著時間變化，病人在面對自己的病情變化，自己已學會調適好心情，但家屬呢？往往覺得盡了責任，簽了DNR，以為接下來病患一定會依擬定好的善終走下去，但如果短時間內，依然沒看到效果，就可能演變成家人自己肩膀上的負擔，而且恐懼和擔憂的情緒，往往又無法傾訴出來，因此在照顧末期病患往善終的路上，有時候愈久，家人的壓力反而也愈大。

尤其，家屬也往往不敢在病人面前釋放壓力，或者，家屬自己的情緒壓力也不知道該找誰傾訴。

他們始終認為自己又不是病人，一旦釋放這些壓力，會讓病人和其他家人更加焦慮、受苦。

其實，**若此時能恰當的轉換情緒，家屬也會從善終中學習到成長**；若情緒無法獲得轉換，那麼家人或多或少，身體也會慢慢的出現疲憊、厭倦、麻木、憤怒、情緒不穩等。

有時候單純看外表是不準的，就像那名徐女士，在先生病危時，表現是如此的理性和平穩，她協助處理先生的一切，反而是在先生善終後，情緒壓力才釋放出來。

傾聽、傾聽、再傾聽

徐女士每次來門診，我很少提供她情緒壓力該如何解決的方法，我只是傾聽、傾聽、再傾聽。

直到有一天，徐女士對我說：「黃醫師，我最近在學國畫，可能會愈來愈沒有時間過來看你……」

我點頭。

陳女士忽然問：「黃醫師，看到病患和家人在悲傷，你也會悲傷嗎？」

我苦笑點頭，因為已經不是第一次被問這問題。

我說：「『人悲我傷，人傷我痛』，我怎麼會不悲傷呢？但我不迴避我遇到的悲傷；只是生命的悲傷教育了我，也讓我一再反覆練習，如何面對這些病痛、病重和死亡。我會在悲傷中，處理眼前的一切；我會在悲傷中撫平自己的心情，也撫慰病患和家屬的心情。」

「黃醫師，你怎麼辦到的？」

「我的師父教我，面對一切世間變化，都以『慈悲』對待。一個人有了『慈』心，就能感受到剛才所說『人悲我傷』的憂切情懷；一個人有了『悲』心，也能感受到剛才所說『人傷我痛』的悲憫情懷了。」

「慈悲，真是有無限的力量，我在黃醫師身上看見了，這不只讓我先生得以善終，也讓我調適好心情。我這次來是順便告訴黃醫師，不只你的慈悲感動我，你的熱情笑聲，也溫暖我冰冷的心胸。我現在好多了，我應該不會再來門診打擾你了，謝謝黃醫師。只是，只是……」

陳女士微笑說：「每個人都知慈悲，卻不見得能讓人感受慈悲。黃醫師，您怎麼做到？」

流淚、悲傷，不是脆弱的事

我笑了，我對她說：「對於我，『慈悲』不是聽到、知道、說到或讀到、看到，對於我，『慈悲』就是直接執行、做到，而且是在日常生活，天天做到。不是碰到無常，才激起要慈悲；不是看到死亡，才記起要慈悲……」

「原來『慈悲』就是執行，就是去做到，謝謝黃醫師。我教書退休後今天才知道：每天用心去執行，用心去做就是慈悲……就如我先生病重時，我只用行為去導正我隱藏內心深處的悲傷，以為做這些善終或行為，先生就可以安然度過了，豈知自己卻沒有安然度過。為什麼？因為我故意把那哀傷的心掩蓋住了。

「每個人遇到生離死別會悲傷是很自然的事，我當下卻覺得流淚、悲傷是脆弱的事，殊不知一個人有了悲憂，才會更有悲憫。

「我以為把自己的感受，故意剝奪或隱藏起來，就是完美的善終。其實，那是不足的。

「**只有病患和家人一起道愛**、**道歉**、**道謝**、**道別**，一起用心地投入、執行，而不是單方面去做，**才是完整的善終**。再次謝謝黃醫師，替我上了十幾堂課，而且這十幾堂課程，都不收一毛錢呢。」

由於徐女士來門診已經十幾次了，我大部分都是傾聽，讓她分析自己的心情，所以每一次她來，我都不收她的門診費，因為純粹只是心理諮詢而已。

把愛傳出去

護理師問我：「主任，為什麼你每次都不向她收費呢？她每次都占用門診三十分鐘以上。」

「孩子，不是每次任何看診都要跟人收費的，像陳女士這種病患是不需收費的。」

護理師問為什麼，我回答：「因為我相信她的經驗會分享給更多人，讓更多人知道什麼是完整的善終。一般人以為簽了DNR，就能善終。以為簽了DNR，家人的壓力也就會解脫或降低。其實，這是不對的。但透過我們與徐女士的互動，這不就是把善終的愛傳出去？這不也是我們協助徐女士，同時也是徐女士協助我們，把愛延伸下去？這些是多少次門診收費也收不回來的價值，不是嗎？」

聽著聽著，護理師也紅了眼眶。

當病人即將離去，家屬和病人一樣，也對善終充滿焦慮，那份不確定感的情緒隱藏在心底深處。家屬面對家人善終時，部分家人會陷入掙扎，有時候甚至家人還會為此在病患背後爭吵不休。

請相信我，如果摯愛的人要善終走完這一生，大家都會忘記病患身旁的人，其實真的會有低潮的情緒，他們是我們醫療人員最忽略的一群，所以，善終的完整照顧，應該要落實在病患身旁的人。

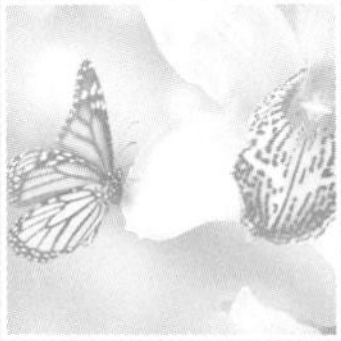

特別企劃／

關於善終的11大迷思與疑惑

1 一般昏迷的病人送到醫院急救，會有哪些急救措施？

一般昏迷的病人送到醫院，我們會確定他的意識狀態，而不是病患家人認為昏迷，就是昏迷。

醫療人員會先確認病人的昏迷指數如何，以此來確認嚴重程度，並會注意病人有無呼吸、心跳。若無呼吸和心跳，隨即進入急救措施。

其實，**一般人聽到急救，卻往往不知道醫療人員在急救什麼，甚至有些人以為急救只是清清痰、拍拍背。**

其實，醫療人員一旦說急救，大部分都是指心肺復甦術，英文簡縮CPR。**即當一個人心跳停止或呼吸停止，醫療人員會立即對病患進行心肺復甦術，而這動作包括：（1）插管、（2）胸壓、（3）電擊、（4）給急救藥物。**這些動作是緊急醫療上務必要做的，只要病患之前未簽署任何放棄急救的文件。

針對每個特殊的緊急病患，專業醫療人員都有其緊急處置措施，例如，流鼻血時的緊急處理、凍傷時的緊急處理、骨折的緊急處理……等等，但是只要病患沒有呼吸、心跳，幾乎就都是以心肺復甦術為優先處理，也就是先急救成功後，再看病人的恢復情況如何，如果有需要後送到加護病房急救，就會送。

當然，**有些病患被急救到七孔流血，肋骨全斷，肛門口鬆了、病床上到處是糞……等，這些都是有參與急救的醫護人員才會看到、聞到，而一直到最後，醫護人員在無奈之下，才會宣布急救無效。**

我常常問病患或熟悉的家屬：「如果是你，要我如此急救嗎？」每個人都搖頭拒絕。

2 什麼是插管？

插管是指醫療人員在急救時刻，為了保護病患呼吸道的暢通，而建立的人工呼吸管路。

方法就是把你的嘴打開，硬是從你的嘴巴裡，尋找你在咽喉部位洞口的支氣管，再把一根塑膠材質的管子，從嘴巴插進去支氣管裡。在你的嘴角附近，再用強力膠帶黏著固定，以避免掉落。

這樣對於病患會舒服嗎？你可以想像自己嘴巴裡頭的深處，有一根管子，而且嘴巴被封起來。由於管子穿越聲帶，所以你無法發出聲音，也就是插完了管子，你嘴巴的功能完全被限制住，包括不能說話、不能吃東西。

而**當你被插管以後，你的鼻子也會被置入一條管子，從口腔穿梭到食道，然後進入胃部，這就是所謂的鼻胃管**。當然，因為你嘴巴周邊和鼻子周邊都黏了強力膠帶，所以，你如果覺得癢、不舒服，你也無法用手去碰觸、去抓癢，因為醫護人員擔心你的手，會把這些你賴以生存的管子拔掉，所以已將你的雙手都緊緊束縛住。

這樣的思考和醫療處置是完全符合標準作業程序的。

你不能怪醫療人員為什麼要如此處置，除非你在自己生命未結束前，已簽署過「不施行心肺復甦術」意願書，而且已註明在健保卡上。

3 什麼是電擊？

急救的另一個措施，就是電擊。這主要是在病患的急救過程中，若出現心律不整，醫療人員為了使病患心跳恢復正常而進行的急救方式。

在電影中，我們常常會看到醫生大叫：「電擊！」接著就會看到醫生手上拿著兩個很像電熨斗的板面，再塗上凝膠，然後醫生會對準病人的右側胸骨附近，和左邊肋骨的下緣，準備電擊。

當位置擺放妥當後，醫生會再喊：「離手！」此時，所有醫療人員會極有默契的，不再碰觸病患身體，以免醫療人員自己也會因電流傳導而被電擊到。醫生也會確認已沒有人接觸病患，才會按下姆指下的紅色按鈕。

電擊通常由兩百焦耳開始，若電擊後無效，也就是病患的心律不整並沒有恢復，那麼，上述的動作會重覆，而且電流會依序增加至三百焦耳或三百六十焦耳。如果病人的心跳仍沒恢復，那麼會一直反覆三次，並且在電擊的過程中，再視情況，給予病患心律不整的藥物。

在電擊後，病患的胸部皮膚有時會紅成一片，或甚至呈現焦黑狀況。

如果在電擊後，病患的心跳反而停止了，那麼就會反覆給予病患胸壓的動作。你可以想像，正常的我們，如果被兩百焦耳的電流電到，都會疼痛不已了。那麼，已經生病的病人，當他們被電擊時，將會比我們更痛。

在電擊當下，病患身體的肌肉會強烈收縮。尤其背部的肌肉，會比腹部的肌肉收縮更強，所以才會呈現出我們在看電影時，若劇情有人是在醫院被電擊，那麼在被電擊的當下，那個病患就會有背部拱起、彈起的動作。

這些電擊的動作和流程，對於醫療人員來說是很常見的情況，但其實現場氣氛是非常肅殺的，因為醫護人員知道一旦電擊，病患也可能心跳因此停止，那麼就得開始反覆壓胸的動作了。

4 什麼是氣切？

曾經遇過一位民眾告訴我們醫療人員，他說，家人可以急救，但是千萬不要做氣切。

一般人都以為氣切是急救的例行措施之一，但，除非是醫療人員嘗試所有的插管動作，發現支氣管完全阻塞到連管子都穿不過去，那麼，才會考慮緊急氣切手術，但是，這機會不高。所以，**氣切大部分是使用在慢性呼吸衰竭患者身上，也就是短暫時間無法脫離呼吸器的病患。**

如果，病患在經過加護病房治療一陣子後，也就是約兩至三星期後，若經過醫師判定，仍舊無法拔管的患者，那麼，接下來的例行標準作業流程就是進入氣切。

千萬不要以為醫師沒有評估過。臨床上，很多人都以為醫療人員動不動就要病患做氣切，這也常常造成大家花很大力氣和許多時間在討論。

至於病患會不會終生都要靠氣切，依賴呼吸器？這要看病人本身的條件。例如原本的疾病恢復程度等等。否則，一般而言，**當患者不再需要依賴呼吸器的時候，也就是拔管成功後，我們仍舊可以經由訓練病患正常呼吸，進而移除氣切，使傷口**

癒合。但有些人會說：「看到很多人做完了氣切，就死亡。」因此而認定是因為氣切，造成病人無法痊癒，甚至導致病情惡化。

其實，這是絕大部分做氣切的病患，他們本身的疾病無法正常康復（也就是，經過了兩至三星期在加護病房的積極處置，依舊無法脫離呼吸器），病程會走向慢性呼吸衰竭，才必須靠氣切手術，以維持人工呼吸輔助功能的作用。

如果沒有氣切，這些人可能會更早走上死亡一途。但問題又回來了，就像常見許多患者的家人後悔的說：「當初若不急救插管，也就不需要煩惱要不要氣切了，當然也就不用日後每天都看他躺在病床上，看天花板過日子了……」

5 為什麼需要壓胸？

壓胸是急救措施之一。當病人發生猝死現象（呼吸、心跳停止）時，就得立即施行的急救技術。

急救時，醫療人員會先壓胸，以確保被急救者體內的血液循環，含氧的血流可帶到各器官去。

你可以想像，當你沒有呼吸，心跳停止，就有一群陌生醫療人員在你胸前用雙手交叉，往你胸部上下擠壓嗎？這時，常常有肋骨被壓斷的聲音傳出，以及，身體上到處瘀青、出血，但即使如此，壓胸也不會停止。你可以想像嗎？這一群人在你胸前擠壓搥迫三十分鐘，即使肋骨骨折了，也持續壓胸。

壓胸的標準動作是：

按壓位置在兩乳頭連線中點。將第二隻手至於第一隻手上；手掌根重疊置於胸骨下半段。雙手互扣，以掌根為施力點。胸骨下壓五公分。

急救者的正確姿勢：

雙臂伸直，雙肩與胸骨垂直。肩部在病患正上方，用身體上身的力量下壓，非手臂的力量。進行胸外按壓三十次（速度：每分鐘至少一百下）。

以上胸壓動作要儘量避免中斷，即使中斷，中斷時間也不要超過十秒。

你若是被急救的人，那麼，痛不痛？殘不殘酷？

6 什麼是DNR？

DNR（Do Not Resuscitation）是「不施行心肺復甦術」的英文縮寫。指的是當病人臨終時，不以電擊、強心劑、心臟按摩（壓胸）、呼吸道插管等措施來維持病人的呼吸、心跳。

所以**DNR是以病人的「善終」為目的。過程中，不只讓病患舒適，更讓家屬適度抒發情緒，度過陪伴病患的哀傷期，這就是能比較人性化的達到「生死兩相安」**。

在這段實行DNR的過程裡，醫療人員會藉由做好病患症狀控制與身心靈的照顧，朝向「善終」的方向來努力。好讓病人在臨終時，能順其自然，而平靜地死亡。

然而要如此順利地進行，這需要病患在生命未進入急救階段之前，病患本身最好就已預先簽好DNR，才可能有尊嚴、舒適地走完這人生。

所以DNR是所有人都應該要去了解的生命課題，因為你終究無法逃避死亡，而如何舒適地度過這人生的旅途？關鍵就是「善終」，「善終」是人生於世最大恩賜的禮物，而DNR就是得到此大禮物的兌換券。

如何簽署DNR？

（1）填寫意願書：可到相關網站下載（台灣安寧照顧協會http://www.tho.org.tw/中華民國安寧照顧基金會http://www.hospice.org.tw/）或各醫院社工室索取「預立選擇安寧緩和醫療意願書」後進行填寫。

（2）郵寄意願書：

※意願書填寫完畢後，請將正本（第一聯）自行郵寄至25160新北市淡水鎮民生路

45號「台灣安寧照顧協會」。傳真或使用電子郵件均無法受理。副本（第二聯）請自行保存或存留病歷。

※也可至各醫院社工室，由社工室統一收件、寄出。有時間考量者，請自行郵寄。

※為讓簽署人攜帶方便，台灣安寧照顧協會特別精心設計安寧心願卡，內容與意願書完全相同，可謂意願書的縮小版。簽署人填妥後，可以和健保卡放在一起，當健保卡安寧註記手續尚在辦理中，而簽署人又因病入院時，簽署人就可以出示第二聯或安寧心願卡，表達個人選擇安寧緩和醫療的意願。

（3）健保卡註記：台灣安寧照顧協會收件後，資料會送至衛生署中央健保局，完成健保卡加註事宜，約需三至四週的時間，方可完成註記。

（4）查詢註記（約四週後）。

國內的DNR文件有兩種：

（1）病人在健康時，自己簽署的「預立選擇安寧緩和醫療意願書」。

（2）病人無法表達意思時，由家屬代為簽署的「不施行心肺復甦術同意書」。

健保卡註記後，如反悔，要如何撤除？

有民眾擔心，一旦簽署意願書，是不是就不能反悔？或醫師看到健保卡的註記，就會放棄救治？其實預立選擇安寧緩和醫療意願後，如改變心意，仍可書面撤除，只要向醫護人員索取「選擇安寧緩和醫療意願撤回聲明書」填寫後，寄回「台灣安寧照顧協會」，就可按註記相同程序，完成撤除。

7 何時該簽DNR？

大家都知道，人終究難免一死，但是當一個人年紀大了或生了重病時，家人或醫療人員，卻都很難開口問病人，是否要簽DNR。

病患、家人及醫護人員依舊在猶豫不決中，但有時等待會錯過時機。當病人突然陷入呼吸困難時，家人往往情緒不安、驚慌失措，只好讓病人依急救措施的標準作業流程，去讓病患承受氣管插管，接上呼吸器，送入加護病房受苦等等。

雖然心疼親人的痛苦，但一切已悔恨莫及。這種情況天天在我的加護病房上演。所以**什麼時候簽署DNR？最佳的時刻就是現在**。當讀者正在讀此文時，只要你是二十歲以上，且具有完全行為能力的人，就可拿「預立選擇安寧緩和醫療意願書」，親自簽名或蓋章，不需在場見證人簽名，即可完成。

而如果以指印、十字或其他符號代簽名者，在文件上，經兩人見證簽名，亦生同等效力。而未成年者簽署意願書時，則需得到其法定代理人同意。

不要等待到自己生命有了重症或意外，才後悔沒有簽署DNR。要知道無常永遠是不會等待的，隨時會到來。

若再問什麼時候要簽署DNR？答案就是：即時馬上去簽署吧！

8 簽了DNR，醫生就不會積極、努力地救人嗎？

對於病人本身及家屬而言，末期的病情往往是人生最大的衝擊，若再加上如果認為DNR的「放棄急救」就是「放棄治療」，那麼，病人本身及家屬更是會感到雪上加霜，痛苦難堪，進而排斥DNR，進而失去接受安寧療護所能提供高品質末期照護的機會，這是誤解所造成的，非常可惜。

我們簽署意願書，是希望在自己「疾病無法救治的末期狀態」時，能避免再以無效的醫療處置或急救措施，所導致的身體和心理的痛苦感受。

而**當我們的生命真的已經到達「疾病無法救治的末期狀態」時，為了慎重，醫療人員通常也會有兩位醫師評估後，才會做出判斷**。

所以，如果不幸發生緊急狀況，而被送到醫院，一般人一時之間，無法確定嚴重的程度，但由醫師仔細評估後，會依照當時的狀況，給予最適當的醫療處置，而不是以為簽了DNR後，醫生就不會積極、努力地救人，或就不再有任何的醫療措施。

倘若真的病況持續惡化，也就是即使醫療處置後，依舊呈現「疾病無法救治的末期狀態」，此時，可依病人已經簽署好的意願書，協助病患和家屬一起達成善終目標。

台灣「安寧療護之母」趙可式教授曾說：**對末期病人施以急救，會造成四輸。**

（1）病人輸：因為病人受盡折磨，無法安詳往生。

（2）家屬輸：家屬目睹病人受苦的瀕死過程後，可能承受更久的悲傷與悔恨。

（3）醫療人員輸：違反醫學倫理（包括：自主原則、行善原則、不傷害原則、公平正義原則）。

（4）國家輸：國家社會必須因此付出無效益且大量的醫療支出。

9 一定要預立遺囑嗎？如何進行？

從事急重症多年，除了感受到生命世短短數十載外，更感受到如果當驟逝的病患是一家的經濟支柱，且財產豐厚，家人除了措手不及外，也常常會見到很「詭異」的氣氛。

其實，對於這些財產豐厚的病患，**他們不只應該要預立「不施行心肺復甦術」的意願書，更需要預立遺囑**。

預立遺囑，是一種減少生命遺憾發生的最好方式之一，尤其，如果你可以在自己的意識清醒下，依自己的心願，寫上自己想對家人說的話，為自己未來的無常做好準備，那麼，這也是一種對生命終點無懼、豁達的態度，對生命風險提早認知、提早準備，本來就是對自己「行善」的行為。

但是，也要注意立遺囑有其法律上的要件，例如，依照民法第1190條至第1197條所定方式為之，不依法定方式做成之遺囑，依照民法第73條規定，應屬無效；再者，有如其內容的限制：例如不違反公序良俗或法律的強行規定，遺囑內容才屬有效。

遺囑原則上只有在去世之後才生效，譬如，財產分配必須等到當事人死亡後才能執行。這些如何進行，可以和你信任的律師聯繫，就可以事先預立。

10 可以選擇在家過世（善終）嗎？如果選擇安寧療護，一定要住醫院的安寧病房嗎？

病患可以選擇在家善終嗎？當然可以，家是大家共同認為的溫馨地方，但是選擇在家善終，要注意是否家人都具有相同的「家庭共識」。

我見過這種狀況，家人什麼都準備好了，病患也送到家中，但由於此時病況不好，家人當然會通知所有家人，這往往包括好久不見或住在遠處，甚至國外的子女。這時候，「遠距離」且不曾參與病人病況變化過程的子女，一時之間往往無法接受，因為他們一回來，就面臨病患要離開人世間。

於是，在家「善終」，有時會變成在家「喪終」，就是家人在家喪失理智，吵得沒完沒了。所以**所謂家人，應該是全體家人，這包括了遠方，或住在國外的子女們的事前完全的充分溝通與了解，並達成共識，這才是真正的「家庭共識」**。

由於最近有愈來愈多的病人選擇在家善終安寧，所以「安寧居家療護」團隊也因應產生。末期疾病的病人在病情穩定後，會回到自己最熟悉的家中休息，所以安寧療護不一定要住在醫院的安寧病房。

而「安寧居家療護」是由一群團隊所組成，包括醫師、居家護理師、社工師、志工等，會到家中訪視，與家屬一同協助，療護病人，並期望病人能善終地走完人生最後的旅程。

11 平常該如何與家人開口談生死？

人一定會死，但若能在病重前或過世前，和家人說出自己對於生死的看法，甚至過世時，家人可以如何處理等等，這是很重要的。

不要以為大家都住在同一個屋簷下，或大家都是同一對父母所生出來的子女，所以對於生死的看法都一樣。

所以，**請記得平常就應該和家人表達自己對生命終究一死的看法和死後的安排，這樣才有助於家人萬一遇到，才知道如何協助處理。**

臨床上，我常常看到很多避而不談的家人，但一發生意外或無常，就只有狂叫、狂哭等情緒，這樣不只增加自己的身心負擔，甚至也會讓其他家人為了該如何安排，而有爭議。

每個家庭都有自己的溝通方式和默契，但因為每個家庭狀況不同，所以大家的溝通方式也不同，不過，開口談生死，不外乎以下三種情況。

要先清楚善終的概念

一提到善終，大家都以為就是自己要死時，或死前、死後的安排。

其實，善終是指行善的行為，一直到終點，也就是先有了善生的好行為，再有善終的好恩典。

所以，**不妨和家人從現在的生活開始，一次又一次、一天又一天地彼此溝通談生死**，但不能只是將重點放在談論死後的安排，而直接跳過生的事情，不過，也要先了解各種善終方式，才能決定適合自己的選擇。同時，也問問自己這樣的選擇，是否吻合自己的人生觀，還有家人對你的選擇與決定，有什麼想法。

一定要記得，能夠坦誠談生前的計畫，然後再交代臨終照顧的意願及身後安排，只要循序漸進，家人就能明白你希望有關生死的安排。

把握生活的時機

你總不能召集所有家人，然後對大家說：「我們來談生死吧！」與家人談論生死，是要在天時、地利、人和下進行的。

天時：遇到傳統節日，例如清明節、重陽節，又或是家族紀念先祖的日子，家人之間自然比較容易打開生死的話題，也可以從懷念先人開始，慢慢說起有關於生死等。

地利：無論哪個時機，都要顧及當時的環境。總不能在歡樂的慶典上，或是辦公室人多的地方，高談闊論自己的生死吧。應該是要在有隱私、不吵雜的地方，而最理想的位置，其實就是在自己的家。

人和：和家人開口聊生死，如果家人有不一樣的意見，我們應該理解，並且包容，畢竟每個人都有自己的想法與考量。

長輩、晚輩都要說明

大家千萬別以為自己和家人相處了數十年，家人就會完全明白自己對生死的看法，也別以為自己是家裡的老大或長者，所以你說了就算，或你自己作主即可，後輩只需聽從。

很抱歉，在現實的生活裡，還是會有晚輩讓整天躺在床上，只能看著天花板、無法動彈的你，一個只能吃東西靠鼻胃管，呼吸靠呼吸管，尿尿靠尿管，任人把屎把尿的你，痛苦的活下來。

所以**談生死是一種身教**，長者與家人談的是此生經歷的傳承，對於死亡想法也得勇敢說出來。若能坦誠說出心中所想，再聆聽所有家人的看法，只有如此用心感受，才能往善終路好走。

附註：以上問答，僅為個人相關臨床經驗分享，僅供參考，並非衛生署或相關法律專家意見。

相關網站提供下載服務：

台灣安寧照顧協會 http://www.tho.org.tw/

中華民國安寧照顧基金會 http://www.hospice.org.tw/

國家圖書館預行編目資料

因為愛，讓他好好走：一位重症醫學主任醫師的善終叮嚀／黃軒著. --初版. --臺北市:寶瓶文化, 2015. 10
面； 公分. --(Restart；7)
ISBN 978-986-406-028-3（平裝）

1. 生命終期照護 2. 重症醫學 3. 通俗作品
419. 825 104018443

寶瓶文化 AQUARIUS

Restart 007

因為愛，讓他好好走——一位重症醫學主任醫師的善終叮嚀

作者／黃軒（台中慈濟醫院重症醫學科主任、台中慈濟醫院胸腔腫瘤暨肺癌召集人）
副總編輯／張純玲

發行人／張寶琴
社長兼總編輯／朱亞君
副總編輯／張純玲
資深編輯／丁慧瑋　編輯／林婕伃
美術主編／林慧雯
校對／張純玲・劉素芬・陳佩伶・黃軒
營銷部主任／林歆婕　業務專員／林裕翔　企劃專員／李祉萱
財務主任／歐素琪
出版者／寶瓶文化事業股份有限公司
地址／台北市110信義區基隆路一段180號8樓
電話／(02) 27494988　傳真／(02) 27495072
郵政劃撥／19446403　寶瓶文化事業股份有限公司
印刷廠／世和印製企業有限公司
總經銷／大和書報圖書股份有限公司　電話／(02) 89902588
地址／新北市五股工業區五工五路2號　傳真／(02) 22997900
E-mail／aquarius@udngroup.com

著作完成日期／二〇一五年七月
初版一刷日期／二〇一五年十月一日
初版七刷日期／二〇二〇年九月十日
ISBN／978-986-406-028-3
定價／三三〇元

愛書人卡

感謝您熱心的為我們填寫，
對您的意見，我們會認真的加以參考，
希望寶瓶文化推出的每一本書，都能得到您的肯定與永遠的支持。

系列：Restart 007　**書名：因為愛，讓他好好走——一位重症醫學主任醫師的善終叮嚀**

1. 姓名：＿＿＿＿＿＿＿＿　性別：□男　□女

2. 生日：＿＿年＿＿月＿＿日

3. 教育程度：□大學以上　□大學　□專科　□高中、高職　□高中職以下

4. 職業：＿＿＿＿＿＿＿

5. 聯絡地址：＿＿＿＿＿＿＿＿＿＿＿＿＿＿＿＿＿＿＿＿＿＿＿

   聯絡電話：＿＿＿＿＿＿＿＿　手機：＿＿＿＿＿＿＿＿

6. E-mail信箱：＿＿＿＿＿＿＿＿＿＿＿＿＿＿＿＿

   □同意　□不同意　免費獲得寶瓶文化叢書訊息

7. 購買日期：＿＿ 年 ＿＿ 月 ＿＿日

8. 您得知本書的管道：□報紙／雜誌　□電視／電台　□親友介紹　□逛書店　□網路　□傳單／海報　□廣告　□其他

9. 您在哪裡買到本書：□書店，店名＿＿＿＿＿　□劃撥　□現場活動　□贈書　□網路購書，網站名稱：＿＿＿＿＿＿　□其他＿＿＿＿＿

10. 對本書的建議：（請填代號　1. 滿意　2. 尚可　3. 再改進，請提供意見）

    內容：＿＿＿＿＿＿＿＿＿＿＿＿

    封面：＿＿＿＿＿＿＿＿＿＿＿＿

    編排：＿＿＿＿＿＿＿＿＿＿＿＿

    其他：＿＿＿＿＿＿＿＿＿＿＿＿

    綜合意見：＿＿＿＿＿＿＿＿＿＿＿＿＿＿＿＿＿＿＿＿＿＿＿＿＿＿＿

11. 希望我們未來出版哪一類的書籍：＿＿＿＿＿＿＿＿＿＿＿＿＿＿＿＿

讓文字與書寫的聲音大鳴大放

寶瓶文化事業股份有限公司

（請沿此虛線剪下）

廣　告　回　函
北區郵政管理局登記
證北台字15345號
免貼郵票

寶瓶文化事業股份有限公司　收

110台北市信義區基隆路一段180號8樓
8F,180 KEELUNG RD.,SEC.1,
TAIPEI.(110)TAIWAN R.O.C.

（請沿虛線對折後寄回，或傳真至02-27495072。謝謝）